Gloria Tate

Lieben ohne Leiden

Aus dem Französischen
übersetzt von Isabel Klaas

mvg Verlag

Bibliografische Information der Deutschen Nationalbibliothek
Die Deutsche Nationalbibliothek verzeichnet diese Publikation in der Deutschen Nationalbibliografie. Detaillierte bibliografische Daten sind im Internet über http://dnb.d-nb.de abrufbar.

Titel des Originals: Aimer sans souffrir
Aus dem Französischen übersetzt von Isabel Klaas

Die gebundene Ausgabe erschien unter der ISBN 3-478-08323-0

Umschlaggestaltung: Atelier Seidel, Neuötting
Satz: Redline GmbH, J. Echter
Druck und Bindearbeiten: Ebner & Spiegel, Ulm
Printed in Germany
ISBN 978-3-636-07044-9

Inhaltsverzeichnis

Einleitung 7

Erster Teil 9

Kapitel 1: Warum Liebe? 11
Warum kann man aus Liebe leiden? 11
Warum kann Liebe zu Eifersucht führen? 12
Warum kann Liebe zu Gewalt führen? 13
Warum kann Liebe diejenigen ersticken,
die wir lieben? 14
Die Verwechslung von Ziel und Mittel 14
Aber was ist Liebe? 16

Kapitel 2: Was Liebe *nicht* ist 19
Gibt es die Liebe wirklich? 19
Kann man Liebe machen? 25
Kann man falsch lieben? 26
Kann man zu viel lieben? 32
Kann Liebe wirklich eifersüchtig machen? 32
Kann man wirklich aus Liebe leiden? 36
Die Verwechslung von Ziel und Mittel 38
Die Liebe und der Hass 41
Ist Liebe wirklich der Respekt vor dem anderen? . 43

Kapitel 3: Wie sieht die wirkliche Liebe aus? 45
Was ist intelligente Liebe? 45
Freizügige Liebe und Liebe ohne Hemmungen . . 50
Liebe lässt frei sein 58
Liebe unterscheidet nicht 61
Können wir jemanden lieben, wenn wir uns
nicht selbst lieben? 62
Können wir lernen zu lieben? 64
Die Liebe – ein Nahrungsmittel? 66
Können wir anderen beibringen zu lieben? 70

Zweiter Teil 71

Kapitel 4: Auf dem Weg zu einer intelligenten Liebe.. 73
Eine Treppe, die zu einer Liebe ohne Leiden führt. 73
Seine Eigenliebe aufbauen.................. 74
Lernen, mit seiner Liebe umzugehen........... 76
Die Hemmungen gegenüber sich selbst ablegen... 79
Lernen, das Alleinsein anzunehmen........... 90
Verhindern, dass andere unsere Eigenliebe beeinträchtigen.......................... 94
Sich selbst zuerst achten.................. 96
Niemand darf sich wie eine Klette an uns hängen!. 98
Intelligent lieben........................ 100
Ein Kind lieben.......................... 105
Einen Erwachsenen des anderen Geschlechts lieben............................. 109
Einen Erwachsenen desselben Geschlechts lieben. 115

Kapitel 5: Anderen helfen, eine intelligente Liebe zu entwickeln **117**
Sich selbst lieben, indem man den anderen liebt.. 117
Wie kann man dem anderen die intelligente Liebe bewusst machen?.................. 123
Der Mensch will Gutes tun ... aber er macht es schlecht!............................ 123
Feedback geben........................ 125
Den anderen dazu bringen, seine Hemmungen abzulegen......................... 128
Gegenseitig Hemmungen ablegen............. 129

Schluss **134**

Stichwortverzeichnis **137**

Über die Autorin **141**

Einleitung

Dieses Buch[1] über die Liebe ist nicht einfach nur ein weiteres Büchlein über das immer gleiche Thema. Es ist viel mehr als das. Es geht viel weiter, denn es bringt uns dazu, unsere Vorstellung von „Liebe“ mit all ihren Freuden und ihren Problemen neu zu überdenken.

Es entwickelt das Konzept der „intelligenten Liebe“ – im Unterschied zur sentimentalen Liebe. Es zeigt uns einen Weg, den bisher nur wenige Menschen eingeschlagen haben: jene, die es wagten, eine klarere Vorstellung von der Liebe zu entwickeln. Es befreit uns von den Fesseln, die uns im Laufe unseres Lebens so oft im Verhältnis zu uns selbst und zu den Menschen, die wir lieben, behindern.

Binde zwei Vögel aneinander ...
auch wenn sie vier Flügel haben,
werden sie niemals fliegen können.

---

[1] *Anmerkung:* Um der besseren Lesbarkeit willen wird in den meisten Fällen die männliche Form verwendet. Selbstverständlich sind immer Männer und Frauen gemeint.

Erster Teil

Kapitel 1
Warum Liebe?

Warum kann man aus Liebe leiden?

Lässt uns die Liebe leiden oder leiden wir aus Liebe? Wenn man dem Glauben schenkt, was die Menschen über ihr Gefühlsleben offenbaren, gibt es offensichtlich zahlreiche Leiden, die mit der Liebe verbunden sind.

- Leiden wir, weil wir lieben?
- Leiden wir, weil wir nicht geliebt werden?
- Leiden wir, weil wir nicht lieben können?
- Leiden wir, weil unsere Liebe nicht erkannt und geschätzt wird?
- Leiden wir, weil wir uns Sorgen machen über die, die wir lieben?
- Leiden wir, weil wir uns über die, die wir lieben, ärgern?

Warum leiden wir aus Liebe? Eine lange Auseinandersetzung mit diesem Thema, begleitet von Beobachtungen, Gesprächen und Reflexionen, hat mich zu der Feststellung geführt, dass die Liebe selbst nie der Grund für das Leiden ist, wenn wir in der Liebe leiden. Denn es ist unmöglich, aus Liebe zu leiden. Trotzdem behaupten die meisten Menschen das Gegenteil.

In diesem Buch werden wir entdecken, warum wir zu der Behauptung neigen, dass wir aus Liebe leiden, und warum es so schwer ist, jemanden zu lieben, ohne Gefahr zu laufen, eines Tages wegen unserer Liebe zu leiden.

„Liebe“ ist ein Phänomen, das Freude und Zuneigung zu einem anderen oder zu sich selbst versinnbildlicht. Sie bedeutet Freiheit, Vielfalt, Frieden und Heiterkeit. Wir können nicht aus Liebe leiden. Wenn wir leiden, dann leiden wir an etwas anderem. Wir werden später sehen, was dieses „Andere“ sein kann.

Warum kann Liebe zu Eifersucht führen?

Wenn uns die Liebe eifersüchtig macht, dann nur, weil wir etwas „Liebe“ nennen, was keine Liebe ist. Liebe macht nicht eifersüchtig. Die Eifersucht hat nichts mit der Tatsache des Liebens oder Geliebtwerdens zu tun. Dies ist einer der wesentlichen Punkte, wenn wir versuchen, unsere Vorstellung von Liebe neu zu definieren. Wir müssen aufhören zu denken, dass wir lieben, wenn wir eifersüchtig sind, und dass wir geliebt werden, wenn es die anderen sind.

Gibt es, wie viele Menschen glauben, verschiedene Arten von Eifersucht? Es wird behauptet, dass es eine Form der Eifersucht gibt, die mit Neid auf jemanden zu tun hat, und eine andere, die in Erscheinung tritt, wenn man liebt.

- Ich bin eifersüchtig auf meinen Nachbarn, weil er ein größeres Auto fährt ... Das ist keine Liebe. Das ist Eifersucht.

Hier stimme ich überein.

- Ich bin eifersüchtig auf meinen Partner und ich möchte nicht, dass er mit diesem oder jenem Menschen Kontakt hat. Es ist ein Beweis meiner Liebe, dass ich so empfinde.

Hier stimme ich nicht überein. Es handelt sich auch hier nicht um Liebe, sondern um Eifersucht.

Im zweiten Kapitel werden wir näher auf die Beziehung zwischen Eifersucht und Liebe eingehen.

Warum kann Liebe zu Gewalt führen?

Ich weiß heute, dass Liebe nie zu Gewalt führen kann. Gewalt kann durch verschiedene Faktoren verursacht werden, nämlich durch:

- Krankheit,
- psychische Probleme,
- Alkohol und Drogen,
- Medikamente,
- die Unfähigkeit, Verantwortung für sich selbst zu übernehmen,
- die Verwechslung des Ziels mit dem Mittel,
- Müdigkeit,
- Reizbarkeit.

Liebe kann niemals zu einer gewalttätigen Handlung führen. Jene dient uns oft dazu, unser Verhalten zu rechtfertigen, und das trägt dazu bei, die Irrtümer in unserer Vorstellung von Liebe aufrecht zu erhalten.

Warum kann Liebe diejenigen ersticken, die wir lieben?

Weil wir mindestens zwei, manchmal sogar noch mehr Gefühle gleichzeitig ausdrücken. Es geht vielleicht um unsere Liebe, aber diese wird von anderen Faktoren mitbestimmt, wie zum Beispiel von Besitzansprüchen, Unsicherheit, dem Wunsch zu kontrollieren usw.

Wirkliche Liebe erstickt niemals und sie lässt dem, dem sie gilt, immer seine *Freiheit.* Alles, was keine Freiheit zulässt, ist keine Liebe.

Weil wir gleichzeitig lieben und hassen können, denken wir, dass der Hass das Gegenstück zur Liebe sei. Nichts ist so falsch wie dieser Gedanke. Es ist niemals möglich, jemandem zu viel Liebe zu geben. Aber es kommt häufig vor, dass wir unbewusst und unfreiwillig versuchen, die geliebte Person zu kontrollieren. Da sich diese durch unser Verhalten erstickt fühlt, weist sie unsere Liebe scheinbar zurück. Aber es ist nicht möglich, diejenigen zu ersticken, die wir lieben.

> Wir leiden nicht aus Liebe. Wenn wir leiden, dann an etwas anderem.

Die Verwechslung von Ziel und Mittel

Eines der großen Missverständnisse, die der Verwirklichung einer Liebe ohne Leiden im Weg stehen, ist die Verwechslung des Ziels (zu lieben und geliebt zu werden) mit dem oder den Mitteln, die wir anwenden, um dieses Ziel zu erreichen.

Mein höchstes Ziel ist es wohl, glücklich zu sein. Das Mittel, welches ich anwende um dieses Ziel zu erreichen, besteht zum Beispiel darin, zweimal pro Woche abends Badminton zu spielen. Ich bin glücklich, solange ich Partner habe, die mit mir spielen. Aber sobald diese verhindert sind, werde ich unglücklich. Ich schimpfe ein bisschen, ich bin nervös, ungeduldig und häufig frustriert. Natürlich spielen meine Freunde dann meistens doch mit mir und ich leide nicht zu sehr an meinem Unglück. Trotzdem ist dies schon ein Zeichen für die Verwechslung von Ziel und Mittel.

In Wirklichkeit ist es mein Ziel, glücklich zu sein, und das Mittel, das ich anwende, besteht darin, Badminton zu spielen. Das ist zwar nur ein Mittel von vielen, aber trotzdem bin ich unglücklich, wenn ich meinen Lieblingssport nicht ausüben kann. Anstatt ein anderes Mittel zu benutzen, um mein Ziel zu erreichen, wenn ich keinen Partner finde, isoliere ich mich und warte – obwohl dies vermeidbar wäre – leidend auf das Ende dieser Situation.

Dann erfahre ich eines Tages, dass der Club, in dem ich mein „Glück" verwirkliche, geschlossen werden soll. Ich protestiere und mache mich auf die Suche nach den Verantwortlichen für diese Entscheidung. Mit aller Kraft versuche ich zu erreichen, dass der Club geöffnet bleibt, wenigstens für die Badmintonabende. Es kommt für mich nicht in Frage, die Entscheidung zu akzeptieren.

Mein Verhalten ist normal – trotzdem ist es völlig falsch. Mein Ziel ist es ja nicht, Badminton zu spielen, sondern glücklich zu sein. Das Badmintonspiel ist ja nur das Mittel, das ich – unter vielen – ausgewählt habe, um mein Ziel, also das Glück, zu erreichen.

Aber die Verwechslung von Ziel und Mittel bewirkt, dass ich das eine für das andere halte. Allmählich wird statt des Glücks das Badmintonspiel zum offensichtlichen Ziel meiner Bemühungen. Dabei strebe ich in meinem tiefsten Inneren weiter nur danach, glücklich zu sein.

Solange diese Verwechslung von Ziel und Mittel weiterbesteht, solange kann ich nicht wirklich glücklich werden. Es ist dringend notwendig, Ordnung in meine Gedanken zu bringen und die beiden Dinge voneinander zu trennen.

Die meisten von uns haben eine unklare Vorstellung von der Suche nach dem Glück. Um eine Liebe ohne Leiden leben zu können, müssen wir uns das bewusst machen und täglich daran arbeiten, unser Ziel und die dafür benutzten Mittel nicht länger zu verwechseln.

Aber was ist Liebe?

Seit Menschengedenken fragen sich Männer, Frauen und Kinder, was Liebe eigentlich ist. Ihre Suche danach ging immer von einem Gefühl, einem Eindruck, einem Phänomen aus, das sie in ihrem tiefsten Inneren empfanden.

In seinem Brief an die Korinther sagt der Apostel Paulus:

Die Liebe ist langmütig, die Liebe ist gütig, sie ist nicht eifersüchtig, sie prahlt nicht, sie ist nicht überheblich. Die Liebe tut nichts Beschämendes, sie ist nicht egoistisch, sie kennt keine Erbitterung und sie ist nicht nachtragend. Die Liebe erfreut sich nicht am Schlechten, aber sie erfreut sich an der Wahrheit. Alles erträgt sie, alles glaubt sie, alles hofft sie, alles duldet sie.

Liebe ist vor allem ein Wort, ein Ausdruck, den wir benutzen, um einen Zustand zu beschreiben. Sie ist eine Energie, die wir empfinden, wenn wir in ausreichendem

Maße für uns selbst oder für einen anderen da sind. Diese Energie spüren wir auch, wenn ein anderer Mensch für uns da ist.

Die Liebe ist eine Kraft. Wenn wir in der Lage sind, sie von dem zu befreien, was sie nicht ist, kann sie eine fantastische Antriebskraft werden.

In diesem Buch werden wir uns mit den Irrtümern beschäftigen, die in unserer Vorstellung von Liebe existieren. Wir werden erfahren, warum es oft so schwierig erscheint, Liebe zu leben, und wir werden lernen, wie wir sie leben können, ohne je wieder zu leiden.

Kapitel 2

Was Liebe *nicht* ist

Gibt es die Liebe wirklich?

Diese Frage mag banal erscheinen und die Antwort offensichtlich. Wenn wir uns aber intensiver mit der Frage beschäftigen und uns selbst überlegen, was wir durch die Liebe an Schönem und an Schlechtem erleben, könnten wir über die Antworten durchaus erstaunt sein.

Aber wissen wir, was Liebe ist?

Eines Tages benötigte ein alter Mann ein Feuer, um seine Mahlzeit zu kochen. Es war Nacht und er lebte tief in einem Wald. Viele Stunden lang war er mit einer Kerze unterwegs, um Feuer zu suchen. Sehen Sie, wenn er gewusst hätte, was Feuer ist, wie es ausschaut, hätte er sich seine Mahlzeit zubereiten und seinen Hunger stillen können. Er hatte Feuer in der Flamme seiner Kerze, aber er wusste nicht, was Feuer wirklich ist, und so fand er es nicht.
(Ein chinesischer Mönch)

Genauso ist es mit der Liebe. Sehr oft befinden wir uns ganz in ihrer Nähe, wir berühren sie, wir erleben sie, wir sehen sie bei anderen, aber wir sind nicht in der Lage, sie wirklich zu erkennen.

Was ist Liebe? Kommt das Bild, das wir uns von ihr machen, dem nahe, was sie in Wirklichkeit ist? Gleicht unsere Vorstellung von Liebe der Vorstellung, die andere sich von ihr machen?

Wenn es verschiedene Begriffe von Liebe gibt, gibt es dann auch unterschiedliche Arten von Liebe?

Im Neuen Testament fordert Jesus seine Apostel und die Menschen in seiner Nähe dazu auf, ihren Nächsten so zu lieben wie sich selbst, und – schlimmer noch – auch ihren Feind so zu lieben.

Ein anderer Weiser hinterließ uns Folgendes:

Lass frei, was du liebst.
Wenn es zu dir zurückkehrt,
dann gehört es dir.
Aber wenn es nicht zu dir zurückkehrt,
dann hat es dir nie gehört.

Buddha spricht vom Weg der richtigen Mitte. Er sagt, dass das Verlangen die Quelle allen Leidens sei und dass wir aufhören zu leiden, wenn wir aufhören zu begehren. Für viele Menschen ist Liebe sehr eng mit Verlangen verbunden. Müssen sie aufhören zu lieben, um glücklich zu werden?

Viele weise Menschen haben über die Liebe gesprochen. Einer von ihnen sagte, dass Liebe der Respekt vor dem anderen sei. Aber können wir wirklich jemandem Respekt erweisen, der des Respekts nicht würdig ist? Können wir einem Mörder Wertschätzung entgegenbringen? Einem Dieb? Einem Vergewaltiger?

Vielleicht erstreckt sich die Liebe nicht auf diese Personen. Vielleicht kann sie nicht die ganze Welt umfassen. Trotzdem sagt Laotse:

Wenn es im Universum etwas gibt,
das du nicht liebst,
dann liebst du nicht.
Wenn du liebst,
liebst du alles.

Man hört häufig, dass es unserer Gesellschaft an Liebe mangele, dass es unserem Planeten an Liebe mangele. Ist das wahr? Und wenn das Gegenteil wahr wäre? Wenn es eben zu viel Liebe auf unserer Erde gäbe und diese Liebe der Grund wäre für unser Leiden und unsere Probleme, für die Kriege und die Gewalt?

Wenn der Dieb das Geld nicht so sehr liebte, würde er nicht stehlen. Wenn ein Mensch Ansehen und Ehre nicht so sehr liebte, würde er nicht andere vernichten, um besser zu sein als sie. Wenn ein Mann eine Frau nicht so sehr liebte, wäre er nicht eifersüchtig und würde nicht Gefahr laufen, aufgrund dieser Eifersucht gewalttätig zu werden. Wenn ein Kind sein Spielzeug nicht so sehr liebte, würde es sich nicht streiten, um es zu behalten.

Es ist leicht zu sagen, dass dies nicht die Art von Liebe ist, die uns interessiert, oder sogar zu behaupten, dass diese Beispiele nichts mit Liebe zu tun hätten. Warum benutzen wir also dasselbe Wort, um verschiedene Dinge damit auszudrücken?

Manche Mütter lieben ihr Kind so sehr, dass sie es überbehüten und ihm letztendlich mehr schaden als nützen. Von dieser Liebe wollen wir allerdings doch sprechen, oder? Wir halten so sehr an dieser Vorstellung von Liebe fest, dass wir bereit sind, uns selbst zu belügen, um sie zu beschützen. Das ist so, als ob wir jedes Mal, wenn die Liebe uns nützlich und angenehm ist, sagen würden: „Das ist jetzt Liebe“, wenn sie uns jedoch schadet, dann sagen wir: „Das hier, das ist keine Liebe.“

Ich glaube fest daran, dass es eine Energie gibt, die wir „Liebe“ nennen können. Ich bin außerdem der Überzeugung, dass diese Energie nicht liebt – oder, wenn Ihnen das besser gefällt, dass sie alles liebt. Sie umfasst die angeblich hässlichen Menschen ebenso wie die, die man schön nennt. Sie gilt ebenso für den alten wie für den jungen Menschen. Wir finden sie bei den Kranken und bei jenen, denen es gut geht. Der Leprakranke kann lieben und geliebt werden. Der gröbste Mensch kann lieben und geliebt werden. Liebe ist nicht wählerisch.

Die Liebe ist allumfassend und nicht wählerisch.

Aber ich glaube auch, dass wir mit dem Begriff Liebe viel zu vieles verbinden, und dass wir aus diesem Grund häufig „aus Liebe“ leiden. Dies ist eines der größten Probleme, wenn wir die Freuden und Wohltaten der Liebe genießen wollen.

Die Schwierigkeit besteht darin, dass wir – weil wir die Liebe in unserem Leben für unerlässlich halten, und ich glaube auch, dass dies wahr ist – alles tun, um sie zu finden und sie zu bewahren. Aber wenn wir unglücklicherweise gar nicht wissen, was die Liebe genau ist, wie können wir sie dann erkennen? Vorsicht, eine Antwort wie: „Ich werde sie schon erkennen, wenn ich sie sehe!“ kann nur zu Leid führen.

Wenn wir nicht wissen, was die Liebe ist, wie können wir sie dann erkennen und von den anderen Gefühlen und Erscheinungen, die ihr ähneln, unterscheiden? Wir können nicht einmal demjenigen vertrauen, der behauptet, uns Liebe geben zu können oder zu wollen, weil wir nicht wissen können, ob das, was er uns gibt, Liebe ist oder nicht.

Was mich angeht, so habe ich die Liebe gesehen. Aber ich kann es Ihnen nicht beweisen. Ich kann Ihnen nur dabei helfen, sie zu finden. Ich kann Ihnen nur den Weg zeigen. Beschreiten müssen Sie ihn selbst.

Am Anfang wollen wir versuchen, die falschen Vorstellungen aufzuspüren, die unser Bild von der Liebe bestimmen. Das ist wichtig, denn es gibt eine ganze Reihe von Aussagen, die uns beweisen sollen, dass es nicht immer glücklich macht, Liebe zu erleben:

- Angesichts des Todes eines geliebten Menschen: „Ich liebte ihn so sehr! Wie kann ich ohne ihn leben?"
- Ein Mann, der von seiner Frau wegen eines anderen verlassen wurde: „Ich liebe sie zu sehr! Ich kann sie nicht mit einem anderen Menschen leben lassen!"
- Eltern, die ihrer Tochter Vorwürfe machen: „Versteh doch, wir sagen dir das, weil wir dich lieben!" (Und die Jugendliche, die sich sagt: „Dann hört doch auf, mich zu lieben, das würde viele Probleme lösen.")
- Eine Frau zu ihrem Freund, der sie verlassen will: „Du kannst mich nicht verlassen ... Ich liebe dich!"

Es gibt aber nicht nur verbale Äußerungen, sondern auch konkrete Verhaltensweisen, die uns beweisen sollen, dass man aus „Liebe" leidet. Manche davon führen sogar zu extremer Gewalt, wie die so genannten Morde aus Leidenschaft oder die Eltern, die ihre Kinder misshandeln, weil sie sie lieben (aber ja!), jedoch nicht wissen, wie sie es ihnen zeigen können.

Es ist einfach zu sagen, dass diese Beispiele nichts mit Liebe zu tun haben. Trotzdem sind sie eng verbunden mit unserer Art und Weise, zu lieben und unsere Liebe zu leben. Das gilt auch für die Eltern, die ihr Kind lieben und die, nachdem sie ihm „alles" gegeben haben, sehr leiden, wenn der junge Mensch sie verlässt, sobald er alt genug ist. Sie sprechen dann von einem herzlosen Kind und verstehen nicht, warum es sie trotzdem verlässt, obwohl sie es so geliebt haben.

Um die Liebe zu verstehen und zu entdecken, müssen wir mit der Erkenntnis und dem Eingeständnis dessen anfangen, was sie *nicht* ist. Wenn dieser Schritt vielen einfach erscheint, so kann er anderen auch Angst machen: jenen nämlich, die sich unbewusst darüber im Klaren sind, dass das, was sie „Liebe" nennen, in Wirklichkeit keine ist. Aber weil sie keine anderen Arten von Liebe kennen, haben sie Angst vor der Leere, die sich einstellen könnte, wenn sie zugeben, dass das, was sie leben, keine Liebe ist.

Es ist ebenso leicht zu behaupten, dass wir den Unterschied zwischen „echter" und „unechter" Liebe kennen. Trotzdem finden wir sehr selten Menschen, die dauerhaft glücklich sind. In Wahrheit wird ein Mensch, der die Liebe, die wirkliche Liebe, kennt, sie sein ganzes Leben lang empfinden und niemals daran leiden.

> Nicht alles, was wir Liebe nennen, *ist* wirklich Liebe.

Was einen leiden lässt, ist weder die Liebe noch ihre Begleiterscheinungen. Wenn Sie aus Liebe leiden, dann nur, weil das, was Sie empfinden, keine Liebe ist. Daher wollen wir zu Beginn einen Blick auf die Phänomene werfen, die oft mit Liebe verwechselt werden. Aufgepasst: In den folgenden Kapiteln stecken viele subtile Details. Die Fallen, in die wir geraten können, sind ebenfalls subtil – denn sonst würden wir sie ja einfach umgehen können. Also müssen wir gerade die subtilen Details beachten, wenn wir verstehen wollen, dass oft das, was wir „Liebe“ nennen, eben keine ist.

Kann man Liebe machen?

„Liebe machen“ ist ein Ausdruck für den Geschlechtsakt. Aber gibt es wirklich eine Verbindung zwischen Sex und Liebe? Diese Frage muss gestellt werden. Einige Menschen werden sagen, dass wir eine sexuelle Beziehung sowohl mit jemandem haben können, den wir lieben, als auch mit jemandem, den wir nicht lieben. Tatsächlich schließt das eine das andere nicht aus.

Andere werden sagen, dass sie nicht fähig sind, eine sexuelle Beziehung mit jemandem zu haben, den sie nicht lieben.

Ich weiß sehr wohl, dass viele Menschen, vor allem Frauen, mit ihrem Partner schlafen, selbst wenn sie keine Lust dazu haben oder den Menschen, mit dem sie zusammen leben, nicht mehr lieben. Sie erfüllen nur ihre ehelichen Pflichten.

Wir sollten aufhören, uns selbst zu belügen. Für eine sexuelle Beziehung ist Liebe nicht erforderlich und die Liebe wird durch sie wahrscheinlich nicht gefördert. Ich will damit nicht sagen, dass eine sexuelle Beziehung Liebe von vornherein ausschließt. Ich möchte aber behaupten, dass in einer wirklichen Liebesbeziehung Sexualität keine Notwendigkeit ist. Wir sollten den Geschlechtsverkehr nicht mehr als „Liebe machen“ bezeichnen.

Ich kann ein Kind wie verrückt lieben, ohne den geringsten Wunsch oder das Bedürfnis zu empfinden, mit ihm eine sexuelle Beziehung einzugehen. Dasselbe gilt für einen Mann oder eine Frau. Ich weiß, dass einige Menschen die Begriffe Liebe und sexuelle Beziehung mehr oder weniger absichtlich vermischen. In Wirklichkeit brauchen sie Sex so sehr, dass sie einen triftigen Grund für die Befriedigung ihrer Bedürfnisse suchen. Das ist normal, aber auf die Dauer berauben wir die Liebe so ihrer Natur.

Ich habe nichts gegen Sex. Aber für mich hat eine sexuelle Beziehung nichts mit Liebe zu tun. Sex ist wie ein Kinobesuch. Man kann mit jemandem hingehen, den man liebt, oder mit jemandem, den man kennt oder den man mag. Aber man geht nie mit jemandem ins Kino, den man nicht ausstehen kann.

Wenn Liebe für eine sexuelle Beziehung nicht notwendig ist, dann sind sexuelle Beziehungen ebenso wenig notwendig, um zu lieben.

Kann man falsch lieben?

Noch ein anderer Ausdruck, den wir oft hören, ist „falsch lieben". Zum Beispiel von einer überbehütenden Mutter sagt man, dass sie falsch liebt, oder von einem Vater, der sich zu viele Gedanken macht, dass er nicht auf die richtige Art liebt.

Aber können wir wirklich auf eine falsche Art lieben? Können wir schlecht lieben? Sind wir falsch geliebt worden? Haben wir unsere Mitmenschen schlecht geliebt? Auf diese Fragen gebe ich nur eine einzige Antwort: „Nein!"

Ich meine, es ist nicht möglich, „falsch“ zu lieben. Wenn wir lieben, können wir nicht auf eine schlechte Art lieben. Aber um das zu verstehen, ist es wesentlich, Liebe von „Besitzen-Wollen“ zu unterscheiden.

Es gibt tatsächlich etliche Personen, die ihre Mitmenschen nicht lieben, sondern besitzen wollen. Das Besitzen-Wollen ist nicht das einzige Phänomen, das wir als schlechte Art zu lieben oder geliebt zu werden bezeichnen. Es gibt so viele menschliche Gefühlsregungen, für die wir das Wort „Liebe“ verwenden, dass wir letztendlich nicht mehr in der Lage sind, den Begriff richtig zu benutzen. Wir schieben der Liebe die Schuld für Dinge zu, die in Wirklichkeit nicht von ihr bewirkt wurden.

So kann zum Beispiel ein Mensch glauben, einen anderen zu lieben, aber in Wahrheit empfindet er keine Liebe, sondern:

- das Bedürfnis zu kontrollieren,
- das Bedürfnis, durch die Gegenwart des anderen Sicherheit zu empfinden,
- das Bedürfnis, Menschen zu besitzen (seine Kinder, seinen Ehepartner, seine Freunde),
- das Bedürfnis, vom Anderen beschäftigt, unterhalten zu werden,
- das Bedürfnis Recht zu haben,
- das Bedürfnis Macht auszuüben,
- das Bedürfnis zu helfen.

Hinter dem Begriff „falsch lieben“ verbergen sich eine ganze Reihe menschlicher Verhaltensweisen, die mit Liebe nichts zu tun haben. Die folgenden Beispiele helfen uns zu verstehen, dass Liebe nicht mit Leiden verbunden ist.

- „Es kommt nicht in Frage, dass du heute Abend ausgehst. Ich liebe dich einfach zu sehr, um dich zu einem Fest gehen zu lassen, auf dem so viele Singles sein werden."

Hier ist natürlich nicht die Rede von Liebe. Die Person, die so etwas sagt, will ihren Partner kontrollieren. *Das* ist der Grund, warum sie dem Leben des anderen Beschränkungen auferlegen will, und nicht etwa, weil sie zu viel liebt (was gar nicht möglich ist). Hinzu kommt vielleicht auch noch die Angst, den anderen zu verlieren, also ohne ihn nicht mehr zurechtkommen zu können.

- „Ich liebe dich, du kannst nicht weggehen. Ich kann ohne dich nicht leben. Ich bin bereit, dir alles zu geben."

Diese Art von Verhalten lässt die Unfähigkeit erkennen, allein mit sich selbst zu leben und sein Leben und seine Einsamkeit anzunehmen. Man sagt so etwas nicht, weil man den anderen liebt. Dieser Mensch weiß lediglich nicht, wie er ohne den anderen und ohne dessen Unterstützung leben soll. Wenn er den anderen wirklich liebte, würde er ihn nicht zurückhalten, sondern ihm im Gegenteil seine Freiheit lassen.

- „Das sind meine Kinder und ich entscheide, was gut für sie ist und was nicht."

Es gibt eine lange Liste von Argumenten, welche Eltern vorbringen, um das Bedürfnis zu rechtfertigen, ihre Kinder zu besitzen. Sie sind nicht die einzigen. Viele Menschen versuchen ständig, vom anderen Besitz zu ergreifen, und glauben dabei, ihre Liebe auszudrücken.

Ich will damit nicht sagen, dass diese Eltern ihre Kinder nicht lieben. Ich sage nur, dass häufig nicht Liebe vermittelt wird, sondern – unter dem Deckmantel der Liebe – etwas ganz anderes. Vielleicht bemerken wir, dass wir manchmal in unserem Leben die uns Nahestehenden nicht richtig geliebt haben oder dass wir in unserer Jugend falsch geliebt wurden. Trotzdem lieben wir, ohne dass dies klar wird, und wir sind vielleicht geliebt worden, ohne es selbst zu erkennen.

- „Hier, deine Handschuhe. Ich helfe dir beim Anziehen. Hast du daran gedacht, dein Pausenbrot einzupacken? Denkst du daran, wenn du gehst? Gut! Pass auf, wenn du über die Straße gehst."

Den Eltern mögen diese Ausführungen gegenüber einem Zehnjährigen wie der Ausdruck reinster Liebe erscheinen. Trotzdem sind sie weit davon entfernt. In Wirklichkeit lassen sie statt Liebe viel mehr das Bedürfnis zu helfen oder zu kontrollieren erkennen. Sicherlich lieben diese Eltern ihr Kind, aber ihr Verhalten hat nichts mit Liebe zu tun.

Überbehütung bedeutet nicht, jemanden falsch zu lieben. Es handelt sich um ein Bedürfnis zu helfen, und diesem Bedürfnis liegt häufig der Wunsch zugrunde, seinem Leben einen Sinn zu geben und einem Menschen oder einer Sache nützlich zu sein. Ich habe nichts dagegen, sich nützlich zu machen und seinem Leben einen Sinn zu geben – ganz im Gegenteil. Aber man muss die Liebe davon unterscheiden können.

Das überbehütete Kind wird der Mutter oder dem Vater irgendwann sagen: „Hör auf, mir auf die Nerven zu gehen mit deinem ständigen Gerede, ich weiß es. Ich bin groß genug, um alleine zurechtzukommen. Du erzählst mir jeden Tag dieselben Sachen." Die Antwort wird sein: „Aber ich sorge mich doch nur so um dich, weil ich dich liebe". Und schon kann der junge Mensch der Falle nicht mehr entrinnen, in die wir fast alle schon getappt sind. Er wird nicht mehr unterscheiden können zwischen dem, was Liebe ausdrückt, und anderen Verhaltensweisen. Also wird er, wie viele andere Menschen, denken, dass er aus Liebe leidet; er wird behaupten, in seiner Kindheit falsch oder zuviel geliebt worden zu sein.

Später wird auch dieser Mensch unter dem Vorwand von Liebe verschiedene Bedürfnisse ausdrücken und seine Vorstellung von dieser Kraft weiterhin mit etwas Falschem verbinden.

> Wir dürfen nicht länger denken, dass das Bedürfnis, zu kontrollieren, zu führen, zu besitzen oder etwas zu bewahren, ein Zeichen von Liebe ist.

Ärgern wir uns über jemanden, weil wir ihn lieben? Natürlich nicht! Wir können andere lieben, ohne deswegen zu leiden. Ist Eifersucht ein Zeichen für Liebe? Aber nein. Sie ist der Ausdruck für unser Bedürfnis zu besitzen, zu kontrollieren und häufig auch für die Unfähigkeit, sich mit sich selbst auseinander zu setzen.

Als ich jung war, sah ich einmal, wie meine Mutter in den Garten ging, um Rosen zu schneiden. Sie schnitt die Stiele unterhalb der Blüten ab und brachte sie ins Haus. „Sie sind schön, nicht wahr?", fragte sie mich. „Warum hast du sie abgeschnitten, wenn du sie schön findest?", fragte ich zurück. „Sie werden sterben!" – „Aber nein, ich werde sie ins Wasser stellen."

> Als die Vase auf dem Tisch stand, betrachtete ich den Strauß. Meine Mutter näherte sich mir von hinten und sagte: „Ich habe Rosen schon immer geliebt. Sie sind so wunderschön."

Ich verstand nicht, warum meine Mutter die Blumen abschnitt, um sie langsam im Haus sterben zu sehen, wenn sie sie doch so liebte. Erst später habe ich es verstanden. Meine Mutter hat nie die Blumen geliebt. Sie liebte nur die Wirkung, die die Blumen in ihrem Inneren erzeugten. Das war keine Liebe. Dieses Gefühl hatte mit den Blumen nichts zu tun. Sie „liebte" sie nur, solange sie schön waren und warf sie weg, sobald sie zu verwelken begannen.

Dies ist eines von vielen Beispielen dafür, dass wir oft glauben zu lieben, während etwas ganz anderes der Fall ist. In dieser kleinen Geschichte wird deutlich, dass meine Mutter etwas liebte – aber es waren nicht die Rosen. Sie liebte die Wirkung, die der Anblick der Rosen in ihr hervorrief. Wenn die Blumen aufhören, ihr dieses Vergnügen zu bereiten, wird sie sagen, dass sie sie nicht mehr liebt. In Wirklichkeit hat sie sie nie geliebt.

Es ist nicht unmöglich, falsch zu „lieben". Wir müssen uns jedoch klar machen, dass nicht Liebe im Spiel ist, wenn wir glauben, falsch zu lieben oder falsch geliebt zu werden.

> Wenn wir falsch lieben, empfinden wir keine Liebe. Wir empfinden etwas anderes.

Kann man zu viel lieben?

Unmöglich! Zu viel lieben bedeutet, zu viel zu geben, den anderen zu überschütten oder nichts mehr für sich selbst oder jemand anderen übrig zu behalten. Nein, man kann nicht zu viel lieben.

Wenn es scheint, als liebten wir zu viel, dann müssen wir uns klar machen, dass dieses Gefühl nichts mit Liebe zu tun hat. Wie wir im vorigen Abschnitt gesehen haben, können wir etliche verschiedene Empfindungen erleben und erfahren, die sich hinter dem Begriff „Liebe“ verstecken.

Es muss uns gelingen, die Liebe vom Übrigen zu unterscheiden. Nicht nur, weil wir dann die Energie der Liebe besser für uns nutzen können, sondern auch, weil wir das Leiden verringern können, wenn wir endlich die wirklichen Gründe dafür erkennen und somit besser zu handeln in der Lage sind.

Wie können wir beispielsweise Eifersucht kontrollieren, solange wir denken, dass sie durch Liebe entsteht? Sobald wir aber feststellen, dass die Eifersucht gar nichts mit der Liebe zu tun hat, die wir jemandem entgegenbringen, können wir handeln, ohne unsere Liebe in Fragen zu stellen.

Sobald wir das eigentliche Problem von der Tatsache des Liebens abtrennen, werden wir unsere Probleme sehr viel besser lösen können, und unsere Art zu leben und mit den von uns geliebten Menschen zu kommunizieren wird wesentlich profitieren.

Kann Liebe wirklich eifersüchtig machen?

Auch Eifersucht wird nicht durch Liebe verursacht. Sie ist nur der Ausdruck für das Bedürfnis zu besitzen, die mangelnde Fähigkeit, mit sich selbst zurechtzukommen, und den Wunsch zu dominieren.

Ein Mensch, der liebt, kann eifersüchtig sein, aber seine Eifersucht ist kein Beweis für seine Liebe. Das muss man verstehen, und zwar:

- um die eigene Eifersucht oder die eines anderen nicht länger zu tolerieren,
- um nicht zu denken, dass unser Partner uns nicht liebt, wenn er nicht eifersüchtig ist.

Tatsächlich fühlen sich viele Menschen nicht geliebt, wenn ihr Partner nicht gelegentlich Eifersucht zeigt. Einige versuchen sogar, ihren Partner eifersüchtig zu machen, um seine Aufmerksamkeit zu erregen.

Aber Eifersucht ist nicht gleich Liebe. Sie ist auch nicht der Ausdruck einer falsch empfundenen oder falsch vemittelten Liebe. Eifersucht ist das Bedürfnis zu besitzen, das Leben eines anderen zu kontrollieren oder auch ein Mangel an Reife, der uns daran hindert, unser Leben eigenverantwortlich in die Hand zu nehmen.

Liebe erzeugt keine Wut, keine Angst vor Verlust, keinen Ärger, keine Unruhe. Eifersucht aber führt, in unterschiedlichem Ausmaß, zu genau diesen Gefühlen.

Liebe erzeugt Frieden, Freude, Glück, Ruhe, Gegenseitigkeit und Hoffnung. Alles, was zu etwas anderem führt, ist keine Liebe. Es ist wichtig, diese Unterscheidung zu kennen, wenn es uns gelingen soll, die Energie der Liebe richtig zu nutzen.

Eifersucht ist nicht Liebe.

Die Eifersucht führt zu verschiedenen Problemen, die die Liebe letztendlich abstumpfen lassen. Sie arbeitet immer gegen die Liebe. Sie ist einer ihrer großen Feinde.

Wenn wir jemanden lieben, freuen wir uns dann nicht, wenn wir ihn strahlen sehen? Sind wir nicht stolz auf seine Erfolge? Seine Freuden? Empfinden wir seine Leiden nicht mit?

Stellen Sie sich vor, Ihr Partner kommt eines Abends nach Hause und strahlt wie selten. Er erklärt Ihnen, dass er einen alten Schulfreund getroffen hat und dass sie gemeinsam über die guten alten Zeiten gesprochen hätten. Die meisten Menschen wären eifersüchtig. Wir wären verunsichert, den geliebten Menschen wegen einer anderen Person so glücklich zu sehen. Wenn wir unseren Partner aber wirklich liebten, dann müssten wir uns trotzdem mit ihm freuen und an seinem Glück teilhaben.

Stattdessen zerstört die Eifersucht alles. Ich kenne Menschen, die sogar auf die Arbeit ihres Partners eifersüchtig sind. Diese Menschen können die Arbeit des anderen nicht ausstehen. „Du denkst nur an deine Arbeit, ich komme immer als Letzter dran ...“

Aber diese Arbeit macht unseren Partner glücklich. Was wollen wir? Wollen wir mit einem glücklichen oder einem unglücklichen Menschen zusammenleben? Wenn die Arbeit den geliebten Menschen glücklich macht, sollten wir davon profitieren. Aber die Eifersucht kann das tatsächlich verhindern. Sie zwingt uns dazu, lieber mit einem unglücklichen Menschen zusammen zu leben als mit einem, der aufgrund einer anderen Person oder seiner Arbeit glücklich ist.

Viele Paare leben so. Sie sind unglücklich, glauben aber, dass es ihnen gut geht. Die Eifersucht hat alles zerstört. Es ist ein wenig so, als würde ihnen die Eifersucht folgende Gesetze auferlegen:

- Du darfst glücklich sein, aber nur durch mich.
- Du hast nicht das Recht, durch jemand anderen glücklich zu sein.
- Ich möchte lieber, dass du gleichgültig oder unglücklich bist, als zu sehen, dass dich ein anderer Mensch glücklich macht.
- Ich bin immer zuerst an der Reihe, vor jedem anderen, selbst vor dir, auch auf die Gefahr hin, dass wir unglücklich sind.
- Du hast nicht das Recht glücklich zu sein, wenn ich es nicht bin.

Ein eifersüchtiger Mensch wird vielleicht nicht zugeben, dass es diese Gesetze gibt, aber beobachten Sie ihn genau (und beobachten Sie sich selbst) und Sie werden feststellen, dass er ihnen völlig unterworfen ist. Er ist bereit, einen Streit anzuzetteln, um das Glück des anderen zu überschatten. Es kann sogar soweit kommen, dass er den anderen schlägt.

Das ist keine Liebe. Das ist Eifersucht. Es ist auch keine falsche Art zu lieben; es ist überhaupt kein Ausdruck von Liebe.

Das Problem liegt darin, dass seit Anbeginn der Zeiten diese beiden unterschiedlichen Begriffe in einem Maße verwechselt wurden, das uns glauben macht, Eifersucht sei ein Beweis für Liebe. Ich kenne Menschen, die nur deswegen unglücklich sind, weil ihr Partner nicht eifersüchtig ist. Sie glauben sogar zu Unrecht, dass es ohne Eifersucht keine Liebe gibt. Sie sagen sich: „Wenn er nicht eifersüchtig ist, dann liebt er jemand anderen!“

Die Eifersucht ist ein Virus, der gespeist wird von unserem Bedürfnis zu lieben und geliebt zu werden. Aber sie hat nichts mit Liebe zu tun.

> Ein Mensch kann eifersüchtig sein, ohne Sie zu lieben. Und genau so kann ein Mensch Sie lieben, ohne jemals eifersüchtig zu sein.

Kann man wirklich aus Liebe leiden?

Die meisten „Liebeslieder" sprechen vom Leid, das – wie allgemein angenommen wird – mit dem Gefühl der Liebe verbunden ist. Dennoch lässt einen die Liebe nie leiden. Das Wort „Liebe" ist nicht gleichbedeutend mit Leiden oder Problemen. Es bezeichnet im Gegenteil etwas Angenehmes, Erfüllendes und Befreiendes.

Warum leiden also die Menschen so sehr aus Liebe?

Die Antwort ist einfach und schwierig zugleich. Man kann sie folgendermaßen auf den Punkt bringen: *Wir haben das Ziel mit dem Mittel verwechselt!*

Die meisten Leiden und Probleme, die man der Liebe zu jemandem zuschreibt, entstehen nur dadurch, dass wir das Ziel mit dem Mittel verwechseln. Hier einige Beispiele, die uns helfen, diesen Zusammenhang besser zu verstehen:

1. Das Ziel:
   - Lieben und geliebt werden.
2. Die Mittel, die wir anwenden können:
   - jemandem helfen,
   - uns von jemandem helfen lassen,
   - jemandem ein Kompliment machen,
   - uns ein Kompliment machen lassen,
   - mit jemandem zusammenleben.

Dies kann in unterschiedlichster Art und Weise geschehen, zum Beispiel indem wir:

- bestätigen,
- motivieren,
- ermutigen,
- trösten,
- erziehen,
- sorgen,
- ernähren,
- unterhalten,
- beschäftigen,
- kleiden,
- pflegen,
- behüten,
- ein Heim bieten,
- Komplimente machen,
- etwas beibringen,
- massieren,
- liebkosen,
- stillen,
- verwöhnen,
- beschützen.

Diese Liste kann beliebig verlängert werden. Was das Ziel angeht, so bleibt es bei „lieben und geliebt werden". Die Mittel, die wir anwenden können, um dieses Ziel zu erreichen, sind sehr zahlreich.

Nicht die Liebe führt zu Leiden, sondern die Verwechslung von Ziel und Mittel.

Die Verwechslung von Ziel und Mittel

Probleme und Leiden werden nicht durch eine zu große Anzahl von verwendeten Mitteln verursacht, sondern durch die Tatsache, dass wir diese Mittel letztendlich fast immer mit dem Ziel verwechseln. Lassen Sie uns ein paar Beispiele betrachten.

Eltern lieben ihre Kinder. Um ihnen diese Liebe mitzuteilen und um zurückgeliebt zu werden, wird eine Liebesbeziehung hergestellt, indem man verschiedene Mittel anwendet. Betrachten wir zunächst die Wirkung eines dieser Mittel: Die Eltern liebkosen ihr Kind.

Ein Kind zu liebkosen bedeutet, ihm zu zeigen, dass man es liebt. Sich liebkosen zu lassen bedeutet zu spüren, dass man geliebt wird.

Aber was passiert, wenn das Kind nicht liebkost werden will? Was passiert, wenn es sich öfter weigert, liebkost zu werden? Man könnte meinen, dass dies nicht weiter schlimm sei. In Wirklichkeit aber wird die Mehrzahl der Eltern frustriert sein. Manche werden sagen, das Kind sei schlecht erzogen, es wisse sich nicht zu benehmen. Andere werden versuchen, es zu überzeugen: „Nur weil ich dich liebe, möchte ich deine Haare streicheln."

Großeltern können sehr unter einer solchen Ablehnung durch ihre Enkel leiden. Manche Eltern werden auch denken, dass ihre Kinder sie vielleicht nicht sehr lieben. Mit Sicherheit – und ich habe dies tausendfach beobachtet – führt es zu Problemen, wenn ein Kind nicht liebkost werden möchte.

Trotzdem erzeugt die Liebe niemals Probleme.

In diesem Beispiel verwechseln die Eltern das Ziel mit dem Mittel. Wenn nämlich das Ziel darin besteht, unser Kind zu lieben, dann werden wir es respektieren und nicht versuchen, es zu beeinflussen, damit es so handelt, wie wir es wollen.

Wenn wir jedoch das Ziel mit dem Mittel verwechseln, also glauben, das Ziel bestehe im Liebkosen, dann wird uns die Weigerung des Kindes schmerzen. Wir wollen es nicht mehr lieben. Wir wollen es liebkosen. Wir haben das Ziel und das Mittel verwechselt.

Es ist ganz wesentlich, dieses Phänomen zu verstehen, um zu einer Liebe ohne Leiden zu finden. Wenn es uns gelingt, Ziel und Mittel nicht mehr zu verwechseln, verleiht uns das die Sicherheit, eine vollkommene Liebe zu uns selbst und zu anderen zu erleben.

Lassen Sie uns die Wirkung der Verwechslung von Ziel und Mittel mit einem anderen Beispiel veranschaulichen: der Fürsorge.

Eine Frau liebt ihren Mann. Um ihm diese Liebe zu zeigen, möchte sie für ihn sorgen. Sie wäscht seine Kleidung, bereitet Mahlzeiten zu, hält seine Sachen in Ordnung usw. Sie geht sogar so weit, seine Werkstatt aufzuräumen. Sie legt die Werkzeuge an den (ihrer Meinung nach) richtigen Platz, wirft alles weg, was (ihr) unnütz erscheint und sortiert die Dinge nach einem (in ihren Augen) besseren Prinzip.

Wenn der Mann wieder in die Werkstatt kommt, kennt er sich nicht mehr aus. Er sagt zu seiner Frau, sie solle nie mehr seine Sachen anrühren. So kommt es zum Streit: „Ich habe doch nur aufgeräumt, um dir einen Gefallen zu tun. Es war alles so unordentlich", verteidigt sie sich.

„Für mich war das eine organisierte Unordnung. Ich habe mich darin zurechtgefunden. Jetzt finde ich überhaupt nichts mehr", antwortet er.

„Du bist so an deine Unordnung gewöhnt, dass du gar nicht mehr schätzen kannst, was ich alles für dich tue."

Und auf diese Art kann die Diskussion noch stundenlang weitergehen. Was ist passiert? Ist es die Schuld des Mannes, der nicht zu schätzen weiß, was man für ihn tut? Ist es der Fehler der Frau, die sich in Dinge einmischt, die sie nichts angehen?

In Wahrheit trägt keiner die Schuld. Wirklich schuld ist wieder einmal die Verwechslung. Die Frau hat ihr Ziel (lieben und geliebt zu werden) mit dem Mittel (Fürsorge) verwechselt.

Wenn es diese Verwechslung nicht gäbe, dann müsste die Frau nicht unglücklich über die Reaktion des Mannes sein. Sie würde sich einfach sagen: „Er mag das nicht, also werde ich seine Werkstatt nicht mehr anrühren. Ich möchte, dass wir uns gut vertragen. Ich will nicht ständig auf ihm herumhacken und ich will keinen Streit."

Weil sie aber das Ziel mit dem Mittel verwechselt hat, glaubt sie weiterhin, ihr Ziel sei die Fürsorge für ihren Mann. Wenn dieser sie nun daran hindert, ihre Fürsorglichkeit auszuleben, dann weist er damit auch das zurück, was sie für ihre Liebe hält. Darunter leidet sie zwangsläufig.

Das ganze Problem entsteht durch Verwechslung. Sie liebt immer noch und wird immer noch geliebt, aber sie erkennt es nicht mehr, weil sie nicht die richtigen Dinge berücksichtigt. Weil sie denkt, dass sie für ihren Mann sorgen muss, leidet sie, weil sie es ihm allem Anschein nach nicht recht machen kann.

Jemanden zu versorgen ist nur ein Mittel von vielen und es sollte nie zu einem Ziel werden. Jedes Mal, wenn ein Mittel mit dem Ziel verwechselt wird, erscheint die Liebe in einem schlechten Licht. Dann kommt es zu Leid, Ärger, Unglück, Streit, Trennung, großem Kummer und manchmal sogar Mord.

Es ist wirklich entscheidend, die Auswirkungen zu verstehen, welche die Verwechslung von Ziel und angewendetem Mittel zur Erreichung dieses Zieles verursacht.

Nehmen wir einen Menschen, der von der Liebe anderer abhängig ist. Als Mittel für seine emotionale Erfüllung dienen ihm Komplimente. Bei jeder Tätigkeit, die er vollbringt, möchte er von seiner Umwelt beachtet und gelobt werden. Diese Vorgehensweise ist unproblematisch, solange keine Verwechslung zwischen Ziel und Mittel besteht.

Sobald wir das Ziel mit den Mitteln verwechseln, entsteht Leiden.

Die Liebe und der Hass

Für manche Menschen ist die Liebe nur der positive Pol einer viel größeren und stärkeren Kraft, deren Gegenpol der Hass ist.

Für sie besteht ein ständiger Kampf zwischen diesen beiden Empfindungen. Wenn die Liebe schwächer wird, wird der Hass stärker. Dort wo die Liebe siegt, verschwindet der Hass.

Die Vorstellung, dass die Liebe das Gegenteil einer anderen Kraft ist, die man „Hass" nennt, geht auf längst vergangene Zeiten zurück.

Für die Griechen der Antike waren alle Dinge aus den vier Grundelementen beschaffen: Wasser, Erde, Luft und Feuer.

Für den Philosophen Empedokles wurden diese Bestandteile des Universums von zwei Kräften verbunden oder getrennt:

- durch die einigende Liebe,
- durch den trennenden Hass.

Empedokles' Lehre zufolge ist die Menschheitsgeschichte ein Zyklus von Bewegungen, die abwechselnd von der Liebe und vom Hass bestimmt werden. Für ihn gibt es Zeitabschnitte, in denen nur die Liebe existiert und andere, in denen der Hass überwiegt. Übergangsphasen verbinden die beiden Extreme. Während dieser Phasen beherrscht ein Krieg zwischen den beiden Kräften die Welt und beeinflusst alles, was entsteht – auch das menschliche Wesen.

Ich stimme dieser Sicht der Dinge nicht zu. Für mich ist die Liebe eine einzigartige Energie und der Hass nur der Ausdruck einer Verwirrung, die wir empfinden, wenn wir durch unsere Art zu lieben nicht ausreichend mit ihrer Energie versorgt werden.

Ist Finsternis eine dem Licht feindliche Macht? Nein. Die Finsternis führt keinen Krieg gegen das Licht. Sie tritt nur ein, wenn es an Licht mangelt. Die Dunkelheit kämpft nicht gegen die Helligkeit. Sie versucht nicht, diese zu ersticken. Sie ist nur die Leere, die sich in der Abwesenheit des Lichtes zeigt. Es gibt keinen Konflikt zwischen diesen beiden. Das Licht ist eine Energie, nicht aber die Finsternis.

Das Gleiche gilt für die Liebe. Es gibt keinen Krieg zwischen ihr und dem Hass. Der Mangel an dieser Energie führt den Menschen oft dazu, eine unechte Liebe zu leben. Die Verwechslung von Ziel und Mittel ist die Quelle des Hasses. Dieser verschwindet, sobald wir lernen, mit unserer Liebe richtig umzugehen.

Ist Liebe wirklich der Respekt vor dem anderen?

Dass die Liebe der Respekt vor anderen ist, hat wahrscheinlich irgendein schlauer Mitmensch gesagt und es jedem beigebracht.

Der Respekt ist ein ausgezeichnetes Mittel, um unsere Liebe auszudrücken und sie frei fließen zu lassen. Der Respekt ist auch ein Ausdruck von Liebe. Dennoch muss der Respekt eine freiwillige und nicht erzwungene Handlung sein, um die Liebe frei und glücklich erleben zu können.

Erzwungener Respekt ist nämlich kein Respekt. Wenn ein Mensch uns mit seinen starken Muskeln und seiner lauten Stimme Respekt einflößt, dann führt dies nicht dazu, dass wir ihn achten. Es führt eher dazu, dass wir uns vor diesem Menschen fürchten, was etwas ganz anderes ist.

Wenn Eltern sagen: „Du schuldest uns Respekt!“, wovon sprechen sie dann? Von Respekt oder von Furcht? Sie erziehen ihr Kind dazu, sich vor ihnen zu fürchten statt sie zu achten. Wir sehen, dass es auch hier eine Verwechslung zwischen zwei Dingen gibt: Furcht wurde mit Respekt verwechselt.

Woher stammt diese Verwechslung? Offensichtlich ähneln sich diese zwei Dinge. Für denjenigen, der sie empfindet, sind sie allerdings sehr verschieden. Wenn wir Respekt empfinden, sind wir glücklich; wenn wir jedoch Furcht empfinden, dann sind wir unglücklich.

Stellen wir uns also vor, was passiert, wenn wir denken, dass die Liebe sich in Respekt gegenüber dem anderen äußert, und wenn genau dieser Respekt, den wir zu empfinden glauben, in Wirklichkeit Furcht ist. Wieder werden wir unglücklich sein und wieder werden wir denken, dass uns die Liebe unglücklich macht.

Die Liebe führt nie zu Unglück oder Leiden. Es ist immer eine Verwechslung, die uns dahin bringt, wo wir nicht hin wollen.

Der Respekt gegenüber dem anderen ist eine der Ausdrucksmöglichkeiten für die Liebe, aber sie ist nicht die Liebe selbst. Das wäre genau so, als würde man behaupten, dass es Liebe sei, jemandem etwas zu schenken. Das ist nicht richtig. Ein Geschenk ist ein Zeichen für Liebe, aber es ist nicht die Liebe selbst.

Die Liebe ist ein Akt der Intelligenz und der Aufmerksamkeit. Wir dürfen sie nicht verwechseln – weder mit den Mitteln, die wir anwenden, um sie zu erleben und mitzuteilen, noch mit den eigentlichen Ausdrucksmitteln unserer Liebe. Dazu einige Beispiele:

- Ich liebe dich.
- Nicht weil ich dir etwas schenke, liebe ich dich, sondern ich schenke dir etwas, weil ich dich liebe.
- Nicht weil ich dich achte, liebe ich dich, sondern ich achte dich, weil ich dich liebe.
- Nicht weil ich dich versorge, liebe ich dich, sondern ich versorge dich, weil ich dich liebe.

Es ist sehr nützlich, die Dinge in die richtige Reihenfolge zu bringen. Auf diese Weise wird die Liebe viel angenehmer zu leben. Wir leben von vornherein die Liebe selbst und nicht mehr eine ungute Mischung verschiedener Empfindungen und verwirrender Vorstellungen.

> Der Respekt gegenüber dem anderen erlaubt uns, unserer Liebe Ausdruck zu verleihen, aber er ist nicht die Liebe selbst.

Kapitel 3

Wie sieht die wirkliche Liebe aus?

Was ist intelligente Liebe?

Gibt es eine sentimentale Liebe und eine intelligente Liebe?

Für mich ist die Liebe einzig ein Prozess der Intelligenz. Sie ist nicht sentimental. Sie kann sich durch Emotion ausdrücken, aber die Emotion ist nicht der Faktor, der die Liebe auslöst.

Jedes Mal wenn Liebe sentimental ist, führt dies zu einer Verwechslung zwischen der Liebe, dem Ziel und den Mitteln, die wir anwenden, um sie auszudrücken. Die Emotionalität beeinträchtigt häufig unser Wahrnehmungsvermögen und hindert uns daran, klar zu sehen.

Wenn die Liebe aus Intelligenz geboren wird und sich auf emotionale Weise ausdrückt, dann entstehen nie Probleme. Wenn hingegen Emotionalität den Eindruck von Liebe erzeugt, sind wir auf dem Weg zu sentimentaler Liebe und diese führt fast immer zu Leiden.

Auch intelligente Liebe ist immer eine Liebe „des Herzens". Wir denken oft, dass es zwischen dem Herz und der Intelligenz einen großen Unterschied gäbe und dass die Intelligenz die Motive des Herzens nicht verstehen könne. Nichts ist so falsch wie dieser Gedanke. Dennoch muss man zwischen „Intellekt" und „Intelligenz" unterscheiden.

Eines Tages sprach Gott zu Salomon:
„Du hast mir gut gedient. Sage mir, was du dir wünschst, und ich werde es dir geben. Wenn du der größte König auf Erden sein willst, so wirst du es sein.
Wenn du der reichste Mann sein willst, so wirst du es sein.
Wenn du der stärkste Mensch sein willst, so wirst du der stärkste sein. Was auch immer du von mir verlangst, ich werde es dir gewähren."
Salomon aber wendete sich zum Himmel und sagte:
„Alles, was ich möchte, oh mein Herr, ist ein intelligentes Herz."
Im Himmel, zwischen den Wolken, hörte man eine Stimme, lauter als jeder Donner: „Du willst ein intelligentes Herz?
Ich gebe dir ein intelligentes Herz.
Wisse aber, dass mit diesem intelligenten Herzen auch all das andere kommt ..."

Die Liebe des Herzens ist immer eine intelligente Liebe. Sie ist nie sentimental. Die Emotion ist eine von vielen Ausdrucksmöglichkeiten für die Liebe. Aber die Liebe ist keine Emotion. Sie ist einer Energie sehr viel näher als einer Emotion.

Lassen Sie uns gemeinsam studieren, was sentimentale Liebe und was intelligente Liebe ist.

1. Die sentimentale Liebe

Zwei Menschen haben sich gerade kennen gelernt.

„Ich liebe dich! Du machst mich verrückt. Schon als ich dich das allererste Mal sah, wusste ich, dass wir füreinander bestimmt sind."

„Auch ich liebe dich. Du bist so anders als die Männer, die ich bisher getroffen habe."

Diese beiden Menschen lieben sich nicht. Sie glauben sich zu lieben, aber sie unterliegen einem Irrtum. Sie verwechseln Liebe und Sicherheit, Freude und Verlangen. Ihre „Liebe" ist sentimental, impulsiv. Normalerweise hält diese Art von Liebe nicht lange, denn sie gründet auf einer Verwechslung zwischen der Liebe, die die beiden Menschen suchen, und den Mitteln, die sie anwenden, um sie zu „finden".

Diese sentimentale Liebe kann leicht zu Eifersucht führen, zum Verlangen, das Leben des anderen zu kontrollieren oder auch zu Abhängigkeit.

Eine Mutter betrachtet ihr Baby: „Wie schön es ist! Es ist das schönste Baby der Welt! Wie zerbrechlich es aussieht. Ich liebe es und werde es beschützen. Niemand wird ihm wehtun können. Wie schön es ist."

Auch hier entstammt die Liebe der Mutter mehr ihren Sinnen als ihrer Intelligenz. Dies ist keine Liebe „des Herzens", sondern eine sentimentale Liebe. Das Äußere des Babys erzeugt ein Gefühl von Liebe bei der Mutter. Daher wird sie ihm wahrscheinlich keine Liebe geben, auch wenn sie es wirklich liebt. Was sie ihm geben wird, entsteht aus der Verwechslung. Sie wird es wahrscheinlich überbehüten. Sie wird es mit ihrer „Liebe" ersticken. Sie wird sich ständig an seine Fersen heften und es in seiner Entwicklung behindern. Später wird sie leiden, wenn sie erlebt, wie ihr Sprössling nach Unabhängigkeit strebt.

2. Die intelligente Liebe

Die Eltern kehren von einer Reise zurück und holen ihr Kind ab, das von jemand anderem versorgt wurde. „Wie geht es dir, mein Schatz?", fragen die Eltern. „Mir geht es gut, und euch beiden?“, antwortet das Kind. „Wir hatten eine wunderschöne Reise. Und du?“

Das Kind hat ein zurückhaltendes Wesen, auch wenn es glücklich ist. Die Eltern wissen dies und akzeptieren es. Einige Stunden vergehen. Der Sprössling geht zu seinen Eltern und nähert sich ihnen langsam. Schließlich verbringen sie den Abend gemeinsam vor dem Fernsehgerät, wobei das Kind zunächst bei der Mutter und dann beim Vater auf dem Schoß sitzt.

Diese Liebe ist intelligent, denn sie lässt dem anderen Freiheit. Die Eltern sind nicht sentimental an ihr Kind gebunden, und binden daher auch das Kind nicht an sich. Zwischen ihnen herrscht Glück, weil sie frei sind. Wenn das Kind das Bedürfnis verspürt, seiner Liebe Ausdruck zu verleihen, dann stehen ihm alle Türen offen.

In diesem ausgewogenen Umfeld wird auch das Kind seine Eltern achten können und es wird sich ihnen immer dann nähern, wenn ihm danach zumute ist.

Das Gleiche gilt auch für das Verhältnis zwischen zwei Liebenden. Der eine Partner lädt den anderen ins Kino ein, aber dieser ist müde und möchte nicht ausgehen. Im Umfeld einer sentimentalen Liebe wird derjenige, der ins Kino gehen möchte, darauf bestehen und vielleicht sogar so weit gehen, den Menschen, den er liebt, zu beschimpfen:

„Komm, raff dich auf, es wird dir gefallen! Immer bist du zu müde, um mit mir ins Kino zu gehen. Wenn du so weitermachst, wirst du es noch bereuen. Also, sei nicht dumm und raff dich auf!“

> Die Liebe des Herzens ist immer eine intelligente Liebe.

Vor dem Hintergrund einer intelligenten Liebe werden wir nie versuchen, den anderen zu beeinflussen, um unsere Ziele zu erreichen. Der Respekt und notwendigerweise auch die Freiheit haben den Vorrang.

Die intelligente Liebe beginnt im Herzen und setzt sich im Kopf fort. Es ist Liebe, weil wir wirklich lieben. Sie ist intelligent, weil wir damit umgehen können.

Nehmen wir zum Beispiel einen Menschen, der „sein Herz in der Hand trägt", der also sehr großzügig und hilfsbereit ist. Dieser Mensch hilft seinen Mitmenschen, er gibt ihnen alles, was er hat. Er ist liebenswert. Er ist ein guter Mensch. Aber in Wirklichkeit ist er unglücklich. Er ist nämlich nicht in der Lage Nein zu sagen. Er ist kein wirklich guter Mensch, weil er sich nicht selbst hilft. Er ist der Sklave seiner Mitmenschen.

Dahin aber führt die Liebe nie. Sein Problem rührt daher, dass er mit seiner Vorstellung von Liebe nicht umgehen kann. Das ist keine intelligente Liebe.

Ein Mensch, der eine intelligente Liebe lebt, ist immer jemand, der auch sich selbst liebt. Das Folgende wird Ihnen helfen zu verstehen, wie das gemeint ist.

- Man muss vor allem sich selbst lieben.
- Man muss zuerst sich selbst lieben.
- Wir können nicht lieben ohne zu leiden, wenn wir jemand anderen mehr lieben als uns selbst.
- Es bedeutet nicht, „egoistisch zu sein", wenn man sich zuerst liebt.
- Wir müssen zuerst an uns selbst denken.

Es gibt eine Art von Erziehung, die die wirkliche Liebe, die intelligente Liebe zerstört. Schuldgefühle, das Auslöschen der eigenen Persönlichkeit, Demütigung, Selbstverleugnung, um nur einige zu nennen, sind ein Teil davon.

Dennoch kann ein Mensch, der sich nicht selbst liebt, keinen anderen lieben ohne zu leiden. Wenn er sich nicht selbst liebt, ist er immer abhängig von der Wirkung seiner Liebe auf die anderen. Er wird nie frei und immer der Gefahr ausgesetzt sein, die anderen weggehen oder sterben zu sehen. Er wird, häufig unbewusst, die anderen kontrollieren müssen, um sie seinen Bedürfnissen zu unterwerfen. Er wird ihnen auch nicht erlauben, selbst frei zu sein.

Man muss eine intelligente Liebe leben. Im zweiten Teil dieses Buches werden wir erfahren, wie man diese entwickelt und wie es uns gelingt, ihr Ausdruck zu verleihen.

Freizügige Liebe und Liebe ohne Hemmungen

Um besser zu verstehen, wie wichtig es ist, eine intelligente Liebe zu leben, werden wir zwei Ausdrucksformen untersuchen: die eine, die Liebe zu sein scheint, es aber nicht wirklich ist und zu Leiden führt, und die andere, die wirkliche Liebe ist.

Es gibt keine zwei verschiedenen Wege, die zu intelligenter Liebe führen. Es gibt nur einen richtigen Weg: den, der uns von Hemmungen befreit. Nur dieser führt zu frei machender Liebe, zu reiner Liebe, zu einer Liebe, die es möglich macht zu lieben ohne zu leiden.

Um zu verstehen, was die Befreiung von Hemmungen bedeutet, muss man erst begreifen, was eine Hemmung ist. Sie ist ein Phänomen des Stillstandes, der Blockierung und der Verlangsamung psychologischer Prozesse. Gehemmt zu sein bedeutet, nicht in der Lage zu sein, eine

Verhaltensweise bis zum Ende durchzuhalten. In manchen Fällen verhindert die Hemmung sogar, eine Sache überhaupt zu beginnen. Oft zeigt sich die Hemmung in verschiedenen Empfindungen, Sinnesreaktionen, Überlegungen oder Gefühlen.

Beispiele von Empfindungen:

- Verlegenheit,
- Scham,
- Minderwertigkeit,
- sich unwohl fühlen,
- sich lächerlich fühlen,
- Ungeschicklichkeit.

Beispiele von Sinnesreaktionen:

- zittern,
- körperliches Unwohlsein,
- Unfähigkeit zu sprechen, sich mitzuteilen.

Beispiele für Überlegungen:

- Ich weiß nicht, warum ich das tun sollte!
- Wie lächerlich das ist!
- Wie lächerlich ich bin!
- Das ist doch nicht so wichtig!
- Wie dumm das ist!
- Wie dumm ich bin!
- Wenn ich mich nur zusammennehmen würde ...

Beispiele für Gefühle:

- Angst,
- Wut,
- Trauer,
- Ärger,
- Kränkung,
- Frustration.

Die Hemmung ist das größte Hindernis, wenn es darum geht, seine Liebe auszudrücken. Sie schadet uns sehr und sie verhindert, dass wir glücklich leben und lieben ohne zu leiden.

1. Die Falle der Freizügigkeit

Die Hemmung führt uns zur Freizügigkeit. Freizügige Liebe führt immer zu Konflikten, zu Unglück, Elend und Leiden.

Aber was ist freizügige Liebe?

Freizügigkeit – in dem Zusammenhang, der uns interessiert – ist ein psychologischer Prozess, der dazu dient, Hemmungen zu umgehen. Frei zu sein ist die eine Sache, freizügig zu sein eine andere.

Derjenige, der frei ist, hat keine Hemmungen. Er ist den Hemmungen nicht mehr unterworfen. Im Gegensatz dazu ist jemand, der freizügig ist, immer noch ein Sklave seiner Hemmungen, aber er handelt, als sei er frei.

Die Entwicklung der Freizügigkeit hat eine große Anzahl von Problemen mit sich gebracht, sowohl in den Familien als auch in der Gesellschaft im Allgemeinen. Freizügigkeit zeigt sich, wenn wir zu lange unter Hemmungen gelitten haben.

Nehmen wir zum Beispiel einen jungen Mann, der einem Mädchen sagen möchte, dass er es schön findet, dies aber nicht schafft, weil er gehemmt ist. Er versucht oft, sie anzusprechen, aber jedes Mal fühlt er sich lächerlich. Immer wenn er es versucht, bringt er kein Wort heraus und ist steif wie ein Stock.

Er ist gehemmt und leidet unter seiner Blockierung. Er kann nicht mit seinen Hemmungen umgehen, also ist er unglücklich darüber, dass er liebt.

Seine Hemmungen rühren daher, dass er das Mädchen liebt. Er respektiert sie sehr und glaubt, ihrer nicht wert zu sein. Er ist nicht daran gewöhnt, die Liebe, die er empfindet, mitzuteilen, und er hat Angst vor der Wirkung dieser Mitteilung.

Er ist verwirrt. Er hat Angst davor, von dem Menschen, den er liebt, zurückgewiesen zu werden. Er hat Angst davor zu hören, dass er ein Nichts ist und sich jemand anderen suchen soll. Er hat das Ziel (seiner Liebe Ausdruck zu verleihen) mit dem Mittel verwechselt, das er dafür anwendet.

Wahrscheinlich wird es ihm auf die Dauer gelingen, sich von diesem Leidensdruck zu befreien. Er wird sich Gedanken machen. Er wird sich sagen, dass er wie alle anderen ist, dass es sich um ein normales Mädchen handelt und dass es noch viele andere gibt.

Eines Tages dann, wenn er sich von seinen Hemmungen frei gemacht hat (aber nicht frei ist), wird er sein Verhalten ändern. Er wird zu ihr sagen: „Weißt du, dass du schön bist? Warum gehen wir nicht miteinander aus? Vielleicht heute Abend?“

Wenn das Mädchen zustimmt, wird er sie nicht mehr so respektieren wie vorher. Er ist freizügiger geworden, also wird er zu schnell zu weit gehen. Er wird alles tun, um nicht wieder seine beschämenden Hemmungen zu empfinden. Er wird nicht mehr seiner Liebe Ausdruck verleihen, sondern seinem Verlangen und der Angst, wieder gehemmt zu werden.

Freizügig zu sein bedeutet nicht, frei zu sein.

Nehmen wir ein anderes, diesmal mehr auf die Gesellschaft bezogenes Beispiel: die sexuelle Freizügigkeit. Diese Freizügigkeit geht auf die allgemein bestehenden Hemmungen gegenüber dem Körper und dem Geschlechtsakt zurück. Die Leute früher waren gehemmt und litten unter diesen Hemmungen.

Da es ihnen nicht gelang, sich wirklich von diesen Hemmungen zu befreien, weil dies einen Prozess der Liebe, der Willensstärke und der Geduld erfordert hätte, gingen sie den Weg der Freizügigkeit, welcher viel schneller ans Ziel führt, die Liebe ausschließt und keinerlei Willensstärke erfordert.

Statt den Menschen frei zu machen, hat diese Freizügigkeit ihn noch mehr zum Sklaven seiner selbst und seines Geschlechtslebens gemacht. Die sexuelle Freizügigkeit hat dazu geführt, dass jeder mit jedem Geschlechtsverkehr haben konnte. Das war kein Problem mehr. „Man musste“ freizügig sein. Der Körper war schön und Sex ebenfalls. Hauptsache Vergnügen, ohne Vorkehrungen und egal wie.

Macht Liebe, nicht Krieg.

Im Zuge dieser sexuellen Befreiung sind die Frauen zu sexuellen Spielzeugen für die Männer geworden. Aber dies stellte kein Problem dar, denn sie waren selbst auch freizügig geworden.

Die sexuelle Freizügigkeit hat Erwachsene dazu gebracht, mit Kindern und Tieren Geschlechtsverkehr zu haben. Pärchentausch und Swinger-Clubs sind wieder in Mode gekommen.

Für mich ist eine solche Sexualität kein Problem. Wir können sexuelle Beziehungen unterhalten mit wem auch immer wir wollen. Aber wenn wir Liebe leben wollen, dann dürfen wir nicht freizügig sein, sondern wir müssen ohne Hemmungen handeln.

Ein Mensch ohne Hemmungen kann sexuelle Beziehungen unterhalten, mit wem er will. Aber der Vorgang ist absolut nicht derselbe. Er kann mit jedem und jederzeit Geschlechtsverkehr haben, aber er wird keinen Geschmack daran finden.

Ein Mensch ohne Hemmungen ist wirklich frei. Er ist nicht mehr gehemmt. Er fühlt sich daher in der Lage zu machen, was immer er will, aber er wird nicht alles machen wollen, was möglich ist.

2. Die freie Liebe ohne Hemmungen

Um die Unterschiede zwischen freizügiger und freier Liebe klarzustellen, lassen Sie uns die drei Dinge vergleichen: die Hemmung, die Freizügigkeit und die Befreiung von Hemmungen.

1. Die Hemmung ist eine innere Blockade, die wir empfinden, wenn unser Verstand mit unseren Emotionen in Konflikt gerät.
2. Die Freizügigkeit ist ein Mittel, Hemmungen zu *umgehen*, indem die Emotionen über den Verstand gestellt werden. Sie ist kein Mittel, um sich von Hemmungen zu befreien.

3. Die Befreiung von Hemmungen ist die Auflösung von Hemmungen, indem man verstandesmäßigem Handeln in seinem Leben den Vorrang gibt.

Schauen wir uns an, was einen Menschen, der sich von seinen Hemmungen befreit hat, ohne freizügig zu sein, ausmacht:

- Ein Mensch ohne Hemmungen ist in seinen Handlungen nicht eingeschränkt. Er kann essen, was er mag, er kann schlafen, mit wem er will, er kann leben, wie er möchte. Trotzdem wird er nicht alle Möglichkeiten ausschöpfen, denn sein Leben wird von seinem Verstand bestimmt. Wenn ihm eine Sache nicht vernünftig erscheint, wird er sie nicht tun.
- Er führt sein Leben nicht gemäß dem, was er tun kann und was er nicht tun kann, also nicht entsprechend seinen Hemmungen, sondern gemäß dem, was für ihn vernünftig ist.
- Eine intelligente, vernünftige Handlung ist immer schön, gut und richtig.
- Ein Mensch ohne Hemmungen liebt sich selbst und ist immer im Einklang mit sich selbst, in welcher Lebenssituation er sich auch befindet.

Lassen Sie uns nun das Verhalten eines gehemmten Menschen, eines freizügigen und eines Menschen ohne Hemmungen anhand zweier Beispiele vergleichen:

- Ein gehemmter Mensch wird sich sehr unwohl fühlen, wenn man ihn nackt am Ufer eines Sees überrascht. Ein freizügiger Mensch wird mit der Situation anders umgehen. Er wird sich sagen, dass es ihm egal ist, nackt gesehen zu werden und dass der Besucher, wenn er keine Nackten sehen will, nur wegzugehen braucht. Ein Mensch ohne Hemmungen wird sich nicht unwohl fühlen, aber er wird sich wahrscheinlich ankleiden, um dem ungebetenen Gast eine peinliche Situation zu ersparen.

- Ein gehemmter Mensch kann sich hässlich fühlen und alles dafür tun, sein Äußeres zu verbessern. Er braucht das Gefühl, von seinen Mitmenschen akzeptiert zu werden. Er kann beispielsweise sogar verheimlichen, dass er sich schminkt oder eine Perücke trägt. Ein freizügiger Mensch hat eine Lebenseinstellung, die ihm erlaubt, sich selbst so zu nehmen wie er ist. Er sagt sich, dass er eben so ist wie er ist; wenn das den anderen nicht passt, dann ist das ihr Pech. Ein Mensch ohne Hemmungen wird nicht mit seinem Aussehen unzufrieden sein, aber er kann es unter Umständen trotzdem verändern, damit es besser zu ihm und zu seinem Leben passt. Er wird im Gegenteil ohne Probleme zugeben, dass er eine Perücke trägt. Er wird kein Geheimnis daraus machen, was er für sein Aussehen tut, aber er wird es auch nicht herausposaunen.

Wir sehen, dass es nicht einfach ist, die Begriffe „ohne Hemmungen sein“ und „freizügig sein“ genau zu unterscheiden. Dennoch ist diese Unterscheidung wesentlich, damit es uns gelingt, eine Liebe ohne Leiden leben zu können.

Wir werden später sehen, welchen Weg wir einschlagen müssen, um nicht in die Falle der Freizügigkeit zu gehen und uns von unseren Hemmungen frei zu machen.

Die wahre Liebe, die nicht zu Leiden, Konflikten und Unglück führt, ist immer eine Liebe ohne Hemmungen.

Liebe lässt frei sein

Ein wesentliches Merkmal der Liebe ist die Tatsache, dass sie niemanden zum Sklaven macht. Derjenige, der eine intelligente Liebe, eine Liebe ohne Hemmungen empfindet, bleibt immer frei und lässt auch denjenigen frei sein, den er liebt.

Liebe ist kein Besitz und keine Bindung. In der Umgangssprache finden wir eine Menge von Ausdrücken, die die Verwechslung zwischen der Liebe und den Mitteln erkennen lassen und die uns fälschlicherweise weis machen, dass die Liebe uns binden muss oder soll. Hier einige Beispiele:

- Ich bin ihm so *verbunden.*
- Ich habe eine *Neigung* für sie. (Wird er umfallen?)
- Wir haben in dieser Zeit eine solide *Bindung* aufgebaut.
- Er und ich, wir sind vollkommen *eins.*
- Meine bessere *Hälfte.* (Als wäre jeder für sich nur eine halbe Person!)
- Ach, diese beiden sind *unzertrennlich*!
- Das hier sind *meine* zwei Schätze.

Diese Denkweise resultiert immer noch aus der Verwechslung zwischen der Liebe und den Mitteln, die wir anwenden, um sie zu leben und auszudrücken.

Sogar Sehnsucht, Eifersucht und Beunruhigung sind Wertmaßstäbe für die Liebe geworden, die wir jemandem entgegenbringen oder die man uns entgegenbringt.

Wenn wir uns nicht nach unserem Partner sehnen, glauben unsere Mitmenschen nämlich nicht, dass wir ihn lieben. Man glaubt, dass irgendetwas Negatives dahinter steckt.

- Wenn mein Kind sich verspätet und ich nicht besorgt bin, sagt man, ich sei herzlos.
- Wenn ich nicht eifersüchtig auf meinen Freund bin, wird man behaupten, dass ich einen anderen liebe.

Diese negative Sichtweise auf die Liebe kann durchaus eine Wirkung haben, auch auf uns. Ich kann mich schuldig fühlen, wenn ich nicht besorgt bin. Ich kann mich unnormal fühlen, wenn ich nicht eifersüchtig bin oder wenn ich mich nicht nach jenen sehne, die ich liebe.

Ich habe Enkel und ich liebe sie sehr. Aber ich sehne mich nicht nach ihnen, auch wenn ich sie ein ganzes Jahr lang nicht sehe. Meinen Mitmenschen erscheint mein Verhalten herzlos und unverständlich. Sie meinen, ich müsse mich nach meinen Enkeln sehnen, wenn ich sie wirklich liebte. Ich müsse aus Liebe zu ihnen leiden. Ich müsse alles tun, um sie zu mir einzuladen oder um sie zu besuchen.

Aber ich liebe sie mit wirklicher Liebe. Daher bin ich frei und sie sind ebenfalls frei. Ich bin nicht gebunden. Ich liebe sie, das ist alles. Wenn wir uns sehen, dann ist dies immer ein großes Glück; wir leiden nicht, weil wir nicht gebunden sind.

Die Freiheit, die ich durch diese intelligente Liebe erhalte, erlaubt mir, auch die Kinder der anderen auf dieselbe Art und ebenso innig zu lieben. Ich fühle mich nie schuldig, auch andere junge Menschen zu lieben. Nie sage ich mir, dass ich mich eigentlich mehr um meine eigenen Enkel statt um die Kinder anderer kümmern müsse. Nie.

> Ich bin frei, ich liebe und ... ich liebe es, zu lieben.

Das gilt auch für die Erwachsenen. Wir müssen lieben können, wen wir wollen, ohne uns gegenüber den uns nahe Stehenden als Verräter fühlen zu müssen. Liebe umklammert nicht, sie lässt frei.

Wenn die Menschen, die Sie lieben, eifersüchtig sind, weil Sie auch andere lieben, dann haben auch sie das Ziel (geliebt zu werden) mit dem Mittel verwechselt, dass sie anwenden, um dies zu erreichen (nämlich Sie ganz für sich zu haben).

Jedes Mal, wenn wir leiden, weil wir lieben oder geliebt werden, müssen wir uns daran erinnern, dass dies nur eine Verwechslung ist und dass es niemals die Liebe selbst ist, die uns leiden lässt.

Wenn wir den folgenden Grundsatz eines alten Weisen wieder aufgreifen:

Lass frei sein,
was du liebst.
Wenn es zu dir zurückkehrt,
gehört es dir,
aber wenn es nicht zu dir zurückkehrt,
dann hat es dir nie gehört.

dann können wir ihn für die wirkliche Liebe folgendermaßen ergänzen:

Lass frei sein, was du liebst. Wenn es zu dir zurückkehrt, liebe es, aber lass ihm seine Freiheit. Aber wenn es nicht zu dir zurückkehrt, dann bleibe frei und lass es frei sein.

Die intelligente Liebe lässt den frei sein, der liebt oder geliebt wird. Daher führt sie nicht zu Leiden. Wenn es Leiden gibt, dann nur durch die Verwechslung von Ziel und Mittel. Weil die Verwechslung weiter besteht, geht die Freiheit verloren.

Die freie Liebe ist überall. Sie unterscheidet nicht!

Liebe unterscheidet nicht

Ein Wesensmerkmal der Liebe ist, dass sie nicht unterscheidet. Die Liebe ist nämlich nicht wählerisch. Sie wählt nicht aus, wo sie in Erscheinung tritt und wo nicht. Die Liebe scheint frei von sich selbst zu sein.

In unserer Umgebung gibt es häufig Menschen, die wir nicht lieben. Es kann sogar sein, dass wir einige Menschen zutiefst verabscheuen. Trotzdem haben auch sie Liebe in sich. Diese Menschen sind fähig zu lieben und geliebt zu werden. Die Liebe hält sich nicht von ihnen fern.

Die Liebe kommt zu uns, egal was wir tun oder wer wir sind. Wir sind diejenigen, die wählerisch sind. Wir sind es, die sich weigern, die Liebe anzunehmen, wenn sie bei uns in Erscheinung tritt. Wir sind es, die der Liebe verbieten, sich frei zu entfalten. Wir behindern sie, manchmal verleihen wir ihr Ausdruck, ein anderes Mal versuchen wir sie einzusperren.

Die Liebe strebt danach, die gesamte Erde zu bedecken, aber wir behindern sie und halten sie zurück. Die Liebe ist überall. Sie unterscheidet nicht, das heißt, sie liebt nicht so, wie wir es tun. Selbst wenn wir jemanden auf das Äußerste verabscheuen, so wird es doch immer jemanden geben, der denjenigen liebt und er wird immer jemanden finden, den er lieben kann.

Die freie Liebe entfaltet sich überall. Wir wären glücklicher, wenn wir sie nicht behindern und wenn wir aufhören würden, sie beherrschen zu wollen. Jedes Mal, wenn sie in unser Leben tritt – und das tut sie von unserer Geburt an – trifft sie auf unseren Widerstand und auf unsere Unfähigkeit, ihre Reinheit anzunehmen.

Es liegt in unserem eigenen Interesse, an unserer Vorstellung von Liebe zu arbeiten und sie so anzunehmen, wie sie ist. Dadurch werden wir ein glücklicheres Leben führen und von einer Liebe umgeben sein, die niemals zu Leiden führt.

Können wir jemanden lieben, wenn wir uns nicht selbst lieben?

Diese Frage wurde wieder und wieder beantwortet. Jeder, der die Liebe kennt, weiß, dass es unmöglich ist, ohne Leiden zu lieben, wenn wir uns nicht zuerst selbst lieben. Wenn die Liebe zu uns selbst nicht frei ist, werden wir nie zufrieden sein und es wird uns immer an etwas mangeln.

Es ist erstaunlich, welche Vielzahl von Problemen durch das Fehlen von Eigenliebe entstehen kann:

- Wut,
- Hass,
- Eifersucht,

- Gemeinheit,
- Kränkung,
- Ärger,
- das Bedürfnis häufiger sexueller Kontakte,
- das Bedürfnis, Geld auszugeben,
- das Bedürfnis, viel zu essen,
- der Mangel an Selbstvertrauen,
- das Fehlen einer positiven Lebenseinstellung,
- Antriebsschwäche,
- die Unfähigkeit, jemandem seine Liebe mitzuteilen,
- das Gefühl, zurückgewiesen zu werden,
- die Unfähigkeit, sich lieben zu lassen,
- verschiedene Krankheiten,
- die Unfähigkeit, Mitgefühl zu empfinden,
- Ungeduld gegen sich selbst,
- Gereiztheit,
- verschiedene depressive Verstimmungen,
- Lernschwierigkeiten,
- Pubertätsprobleme,
- Alkoholismus,
- Drogensucht,
- Isolation.

Diese Liste könnte man beliebig verlängern. Der Mangel an Eigenliebe ist nicht der Grund für alle Geißeln der Menschheit, aber er bildet die Grundlage für eine große Anzahl von Problemen. Wenn auch in einigen Fällen dieser Mangel die Probleme nicht verursacht, so verstärkt er sie doch.

Für die Menschen, die sich nicht oder nicht genügend selbst lieben, die ihre Eigenliebe also nicht ausreichend zum Ausdruck bringen können, ergeben sich verschiedene Probleme.

Die Lösung dieser Probleme liegt darin, sich selbst zu lieben. Aber wie gelingt es jemandem, sich selbst mehr zu lieben, besonders wenn er sich gar nicht liebt?

Diese Schwierigkeit bringt die Menschen dazu, ihre Probleme auf eine schädliche Art und Weise zu lösen, was sie von einem Kummer in den nächsten stürzt. Und das veranlasst sie dann auch zu den Aussagen, dass die Liebe Leiden verursacht oder dass sie Liebeskummer empfinden.

Im zweiten Teil dieses Buches werden wir Lösungen für das Problem mangelnder Eigenliebe aufzeigen.

Können wir lernen zu lieben?

Nein, wir können nicht lernen zu lieben – und das aus gutem Grund.

Die Liebe lebt bereits in uns, ob wir es nun merken oder nicht.

Wir können jedoch lernen, mit der Liebe umzugehen, das heißt wir können:

- ihr Ausdruck verleihen,
- sie annehmen,
- sie sich mitteilen lassen,
- sie nicht mit etwas anderem verwechseln,
- sie frei lassen,
- sie nicht behindern,
- sie nicht ersticken.

Jeder Mensch ist fähig zu lieben und sich lieben zu lassen. Aber aufgrund der Verwechslung von Ziel und Mittel können manche Menschen mit dieser Energie nicht mehr auf positive und konstruktive Weise umgehen.

Die Liebe ist eine Energie, die frei fließen muss, damit man sie wahrnehmen und fühlen kann.

Wir sind alle liebende Wesen, aber nicht alle von uns wissen es, weil ihre Energie gar nicht oder nur schlecht fließt. Oft brauchen wir einen anderen, damit sie sich ausbreiten kann, und daher stammt auch die Vorstellung, dass mindestens zwei Menschen nötig sind, um zu lieben.

Das ist aber nicht richtig. Wir können sehr gut allein lieben. Wir können lernen, die Energie der Liebe in uns selbst fließen zu lassen, ohne die Hilfe eines anderen. Das ist gemeint, wenn von Eigenliebe die Rede ist. Es ist oft leichter, die Liebe fließen zu lassen, wenn man zu zweit oder zu mehreren ist. Aber wir sollten nicht länger denken, dass wir unbedingt einen anderen Menschen brauchen, um zu lieben.

Wir stellen fest, dass die Anwesenheit eines Menschen, den wir lieben, uns dabei hilft, die Energie der Liebe fließen zu lassen. Seine Nähe hilft uns dabei, mit unserer Liebe umzugehen. Wenn der andere uns liebt, ist es genauso: Er hilft uns, diese Energie in unser Inneres und nach außen zu lenken. Dies führt dann schnell zu einem Zusammenwirken der Kräfte, die zu einem einzigen, gemeinsamen Ziel führen, nämlich der Liebe.

Wir können nicht lernen zu lieben, aber wir können lernen, mit unserer Liebe umzugehen.

Wir müssen die Zusammenhänge erkennen, die sie fließen lassen, damit wir uns mit dieser Energie, die unsere Lebensqualität so sehr verbessert, versorgen können.

Die Liebe – ein Nahrungsmittel?

Wir können die Vorstellung weiterentwickeln, dass wir die Liebe in uns fließen lassen müssen. Dieses Fließen macht die Liebe nämlich greifbar und wohltuend. Normalerweise sind äußere Faktoren notwendig, um uns dabei zu helfen, die Energie der Liebe fließen zu lassen:

- Ein anderer Mensch: ein Freund, ein Ehepartner, ein Kind usw.,
- Ein Tier: eine Katze, ein Hund, ein Vogel usw.,
- Eine Pflanze: eine Rose, ein Garten usw.,
- Eine Landschaft: ein Sonnenuntergang, das Meer, die Berge usw.,
- Eine Situation: eine Arbeit zu haben, auf dem Land zu leben usw.,
- Ein Ereignis: eine Geburt, ein Fest, ein Erfolg usw.

Die Liebe wird durch die unterschiedlichsten Dinge angeregt. Der eine Mensch wird Ihre Liebe auf die eine Art zum Fließen bringen, ein anderer wird es auf andere Weise tun. Der Anblick einer Pflanze erzeugt eine bestimmte Gemütsregung, während eine Landschaft etwas anderes bewirkt.

Im Allgemeinen gibt es nicht nur einen Weg, der die Liebe zum Fließen bringt und damit unsere Bedürfnisse befriedigt. Dieses Fließen ist wie Nahrung. Wenn es an Liebe oder letztendlich an ihrem Fließen fehlt, dann führt dies zu affektiven und psychischen Mangelerscheinungen.

Daher brauchen wir verschiedene Elemente, um das Fließen unserer Liebe anzuregen. Wir lieben jemanden, aber das ist nicht ausreichend. Wir lieben andere Menschen, bestimmte Dinge, bestimmte Situationen. Wir sind auf der Suche nach glücklichen Ereignissen, um uns zu ernähren.

Dies ist ein wesentlicher Punkt.

Die Liebe ist eine Form der Selbstversorgung.

Es ist uns nicht möglich, nur durch eine einzige Form von Fließen Erfüllung zu finden. Ich betrachte die verschiedenen Ausdrucksformen der Liebe als verschiedene Nahrungsmittel, die dazu dienen, unsere Gefühle zu ernähren. Dieser Vergleich macht deutlich, dass Abwechslung für die Gesundheit unseres Liebes- und Gefühlslebens so ungeheuer wichtig ist.

Stellen Sie sich vor, wie unser Leben aussähe, wenn wir uns nur von Kopfsalat ernähren würden. Selbst wenn wir Kopfsalat mögen und gerne jeden Tag davon essen, würden wir ihn sehr schnell satt haben, es käme zu Mangelerscheinungen und unser Körper würde immer mehr verkümmern.

Damit unser Körper gesund bleibt, müssen wir unsere Ernährung unbedingt abwechslungsreich gestalten. Wir müssen Obst essen, verschiedene Gemüse, Fleisch, Nüsse usw. Wir können nicht nur von einem Nahrungsmittel leben, ganz egal wie hoch sein Nährwert ist. Wir brauchen Vielfalt.

Dasselbe gilt für die Ernährung unseres Gefühls- und Liebeslebens. Auch hier brauchen wir Abwechslung. Aus diesem Grund gehen letztendlich viele Menschen – obwohl sie am Anfang glücklich waren – im Laufe einer Beziehung woanders auf die Suche, um ihre gefühlsmäßigen Defizite auszugleichen. Oft sind sie sogar noch glücklich mit ihrem Partner, aber sie haben Bedürfnisse, die von diesem nicht befriedigt werden können. Das ist ganz natürlich.

Aber weil die Liebe so häufig mit den Mitteln verwechselt wird, entwickeln sich Vorstellungen, die für ihr Fließen besonders schädlich sind. Hier ein paar Beispiele:

- Eine Frau kann nur einen einzigen Mann lieben.
- Ein Mann kann nur eine einzige Frau lieben.
- Es ist nicht normal, die Kinder von anderen zu lieben.
- Wir können nicht mehrere Menschen zugleich lieben, ohne dass unsere Liebe an Wirkung verliert.
- Ich bin verheiratet und mein Mann hat nicht das Recht, eine andere Frau zu lieben.
- Sie ist meine Frau und ihre Liebe ist allein mir vorbehalten.

Diese und ähnliche Vorstellungen von Liebe sind schädlich, weil sie immer gefühlsmäßige Defizite und Leiden mit sich bringen. Wir leiden zum Beispiel, weil wir es für unnormal halten, zwei Menschen gleichzeitig zu lieben, oder weil wir von dem Menschen, den wir lieben, „Treue“ verlangen.

Wenn wir uns darauf beschränken, nur einen einzigen Menschen zu lieben, dann ist das so, als würden wir uns nur von einem einzigen Nahrungsmittel ernähren. Wenn wir nur Kartoffeln essen, wird es uns schließlich an verschiedenen anderen Nährstoffen mangeln. Daher suchen wir diese Nährstoffe instinktiv in verschiedenen anderen Nahrungsquellen. Das ist natürlich und gesundheitsfördernd. Dasselbe gilt für die Liebe.

> Wenn wir unsere Liebe nur aus einer Quelle speisen, wird es uns schließlich an etwas mangeln.

Es ist äußerst selten, dass es einem einzigen Menschen gelingt, uns umfassend zu ernähren. Es wird ihm wahrscheinlich nicht möglich sein, die Liebe auf so vielfältige Art fließen zu lassen, dass alle unsere Bedürfnisse befriedigt werden.

Wir müssen andere Mittel finden, um ein optimales Fließen der Liebe zu erreichen. Normalerweise sind dafür andere Menschen erforderlich. Es kann sich um unsere Kinder, unsere Freunde, unsere Eltern handeln. Aber trotz der Beziehungen, die wir zu diesen Menschen haben, kann es sein, dass dies noch nicht ausreichend ist.

Also brauchen wir vielleicht ein Tier als Gesellschaft, wir möchten reisen oder auch ein Landhaus haben. Vielleicht brauchen wir auch ein oder zwei andere Liebesbeziehungen.

Es ist wichtig zu verstehen, dass es vollkommen natürlich ist, wenn man durch das Zusammensein mit einem einzigen Menschen nicht ausreichend befriedigt ist, und dass man seine Bedürfnisse aus mehreren Quellen speisen muss.

Die Schwierigkeit dabei ist das Umgehen der Probleme, die aus der Verwechslung von Ziel und Mitteln erwachsen, einer Verwechslung, der sicherlich besonders die Menschen unterliegen, mit denen wir zusammenleben.

Wenn die, die uns am nächsten stehen, die Liebe mit den Mitteln verwechseln, die sie anwenden, um ihre Liebe zu leben, dann können sie eifersüchtig oder ängstlich werden. Häufig versuchen sie, uns daran zu hindern, unsere Liebe so zu leben, wie wir es müssen, um glücklich zu sein.

Außerdem kann diese Verwechslung dazu führen, dass diese Menschen, selbst wenn sie uns wirklich lieben, uns gegenüber ein abscheuliches Verhalten an den Tag legen.

Je besser sie aber in der Lage sind, mit ihrer eigenen Liebe umzugehen, desto mehr werden sie uns frei lassen. Wir werden im zweiten Teil auf die Mittel zurückkommen, die wir benutzen können, um ihnen zu helfen, sich wieder auf sich selbst zu besinnen und zu sich zurück zu finden.

Können wir anderen beibringen zu lieben?

> Wir können nicht lernen zu lieben, und daher können wir es auch niemanden lehren. Aber wir können anderen helfen.

Wir sind alle liebenswert und liebesfähig. Wir sind alle voller Liebe. Wir müssen lernen, mit unserer Liebe umzugehen, und wir können anderen diese Umgangsweise beibringen.

Im zweiten Teil dieses Buches werden wir genau erfahren, wie es uns selbst gelingt, eine intelligente Liebe zu leben, die nicht zu Leiden führt, und wie wir unseren Mitmenschen dabei helfen können, dies ebenso zu tun.

Zweiter Teil

Kapitel 4

Auf dem Weg zu einer intelligenten Liebe

Eine Treppe, die zu einer Liebe ohne Leiden führt

Um uns besser vorstellen zu können, wie wir unseren Aufstieg zu einer Liebe ohne Leiden bewältigen können, wählen wir ein Bild: das einer Treppe. Diese wird uns Schritt für Schritt zu unserem Ziel führen.

Jede Stufe bedeutet das Erreichen eines Teilzieles. Jede einzelne Stufe muss bewältigt und gemeistert werden, bevor man die nächste beschreiten darf. Die Treppe wird uns dazu dienen, unsere Liebe in der richtigen Reihenfolge aufzubauen und den Gipfel zu erreichen: die Kunst zu beherrschen, zu lieben ohne sich wehzutun.

Die erste Stufe besteht darin, das Ziel und die Mittel nicht zu verwechseln (siehe nächste Seite).

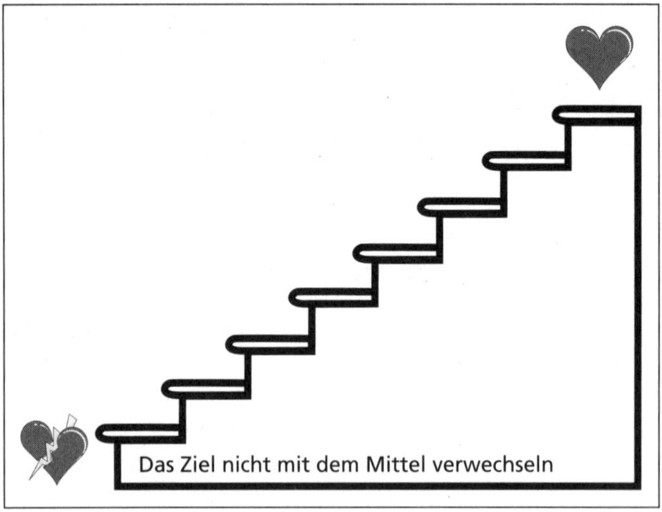

Seine Eigenliebe aufbauen

Wir können viel über den Umgang mit der Liebe erfahren, aber zunächst müssen wir lernen „aufzubauen". Wir haben schon im ersten Teil gesehen, dass wir keinen anderen lieben können, wenn wir uns nicht zuerst selbst lieben.

Auch wenn unsere Eigenliebe nicht sehr gut entwickelt ist, können wir glauben, einen anderen Menschen zu lieben, aber es handelt sich dann nicht um Liebe. Auch hier handelt es sich wieder um den Ausdruck einer Verwechslung zwischen dem Ziel und den Mitteln, die wir anwenden, um unser Ziel zu erreichen.

Es ist tatsächlich nicht möglich, lieben zu lernen. Man muss wissen, wie man mit seiner Liebe umgeht. Um dies aber zu erreichen, braucht man eine gegenwärtige, konkrete Liebe und nicht eine Liebe, die nur geistig, nicht greifbar oder unerreichbar ist. Die Leute sagen mir oft, dass sie über ein riesiges Maß an potenzieller Liebe verfügen. Aber alles was potenziell ist, besteht nur in der Theorie. Wir können aber nicht mit Dingen arbeiten, die nur als Ideen existieren.

Um mit seiner Liebe umzugehen, muss man zunächst aufbauen, statt lernen. Das Mittel dazu heißt „Eigenliebe".

Die Eigenliebe ist eine Liebe, die auf uns selbst gerichtet ist.

Dieser Ausdruck von Liebe hat nichts mit Überheblichkeit oder Stolz zu tun.

Liebe muss sich nicht in Überheblichkeit kleiden, um sich in ihrer Haut wohlzufühlen. Sie versteckt sich auch nicht hinter der Mittelmäßigkeit.

Die Vorstellung, etwas „aufzubauen", ist nützlich, weil sie bedeutet:

- dass man sich genügend Zeit nimmt (etwas aufzubauen erfordert immer Zeit),
- dass man sich nach einem Plan richtet, also Schritt für Schritt vorgeht,
- dass unsere Arbeit nicht notwendigerweise von Anfang an sichtbare Ergebnisse zeigt (ein Bau ist auch noch nicht abgeschlossen, wenn die Fundamente fertig sind),
- dass Fehler erlaubt sind, die sich leicht korrigieren lassen, indem man etwas rückgangig und dann noch einmal neu macht.

Man muss nicht lernen, sich selbst zu lieben. Man muss seine Eigenliebe aufbauen.

Sich zu lieben ist ein Zustand, der das Vorhandensein einer äußeren Struktur ausdrückt. Diese Struktur muss man aufbauen.

Lernen, mit seiner Liebe umzugehen

Wir können niemandem Liebe geben, wenn wir nicht in der Lage sind, sie zuerst in uns selbst zu empfinden.

Häufig versuchen Menschen, die keine Eigenliebe empfinden, diese zu mobilisieren, indem sie einen anderen lieben. Manche widmen sich ehrenamtlichen Tätigkeiten, andere kümmern sich um Kinder oder suchen sich einen Partner. Aber diese Menschen sind nicht in der Lage, die Liebe in sich selbst zu fühlen.

Auch wenn diese Vorgehensweise Ergebnisse hervorbringt, bleibt sie problematisch, denn sie macht uns abhängig von den Menschen, die wir lieben müssen.

Wir haben bereits festgestellt, dass eine solche Abhängigkeit schnell zu Problemen führt, denn wenn die geliebte Person nicht mehr da ist, keine Zeit hat oder uns nicht so liebt, wie wir es brauchen, dann müssen wir:

- woanders suchen,
- versuchen, den Menschen zu beeinflussen, um sein Verhalten zu ändern,
- uns auf Kummer gefasst machen.

In allen Fällen laufen die Dinge schlecht und wir leiden, weil wir nicht richtig mit unserer Liebe umgehen.

Hier einige Beispiele dafür, dass die bessere Art sich zu lieben darin besteht, von äußeren Einflüssen unabhängig zu sein.

Ich liebe nicht weniger:

- wenn es regnet oder der Himmel bedeckt ist,
- wenn jemand von mir sagt, ich sei hässlich,
- wenn ich einen beruflichen oder privaten Misserfolg erlebe,
- wenn ich allein leben muss,
- wenn ich nicht nach meinem Geschmack gekleidet bin.

Jedes Mal, wenn wir einen Einfluss von außen benötigen, um uns besser zu fühlen, wenden wir eine falsche Vorgehensweise an. Eigenliebe entsteht nämlich durch Freiheit und durch Unabhängigkeit.

Um mit unserer Eigenliebe richtig umgehen zu können, müssen wir lernen, uns von den äußeren Ereignissen, den Konsequenzen unserer Taten auf unser Leben und von den Erwartungen, die wir haben und die andere an uns haben, frei zu machen.

Es gilt zu verstehen, dass das Leben abläuft ohne uns zu fragen. Manchmal scheint es zu unseren Gunsten zu laufen, ein anderes Mal ist es umgekehrt.

Die Misserfolge, die ich erlebe, sind nicht *meine* Misserfolge. Es sind eher die des Lebens selbst, weil dieses verändernd in Situationen eingreift und meine Absichten und Erwartungen durchkreuzt.

Ich bin kein besserer Mensch, wenn das Leben es gut mit mir meint, und ich bin nicht schlecht, wenn es dies nicht tut.

Wir sollten begreifen, dass wir uns auch dann selbst lieben können, wenn wir eine Prüfung nicht bestanden haben oder arbeitslos sind. Dies alles hängt nicht nur von uns selbst ab. Manche Leute finden schnell eine Arbeit, weil sie Glück hatten – und nicht unbedingt, weil sie besser qualifiziert wären.

Was ich Ihnen damit sagen will, ist Folgendes: Wenn es uns gut geht, suchen wir gerne Argumente, die beweisen, dass wir richtig gehandelt haben. Und wenn es uns schlecht geht, tun wir dasselbe.

Wir erreichen damit die zweite Stufe auf der Treppe, die uns zu unserem Ziel – einer Liebe ohne Leiden – führt.

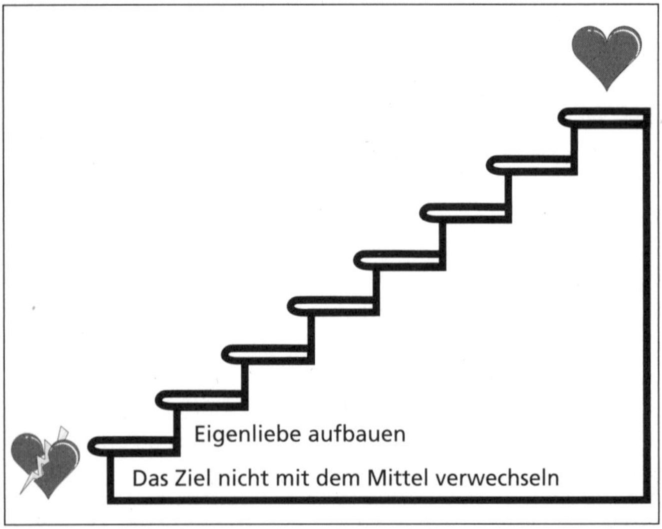

Wir haben noch einige Stufen emporzusteigen, aber wir werden sehen, dass unser Glück tatsächlich immer größer wird, je mehr wir unsere neuen Erkenntnisse in die Praxis umsetzen.

Die Hemmungen gegenüber sich selbst ablegen

Das ist auch eine Methode, die uns dabei hilft, unsere Eigenliebe aufzubauen. Es ist außerdem die dritte Stufe, die wir besteigen.

Das Ablegen von Hemmungen beginnt bei einem selbst. Es ist der Anfang einer wirklichen Eigenliebe. Ich kenne verschiedene Menschen, die fähig sind, sehr viel für die Menschen zu tun, die sie lieben, die aber sehr wenig für sich selbst tun.

Ich sage oft zu Freunden: „Das, was Ihr für die anderen macht, solltet Ihr für Euch selbst tun." Aber das ändert nichts an ihrer Lebensweise.

Sie haben Lust ins Kino zu gehen, aber sie gehen nur, wenn sie ein Kind, einen Neffen oder einen Freund begleiten. Sie sagen dann, dass sie lieber mit jemand anderem hingehen als allein. Aber in den meisten Fällen stimmt das nicht.

Wir verstecken nämlich oft und leicht unseren Mangel an Eigeninteresse hinter solchen Argumenten. Wie oft haben wir zum Beispiel gedacht oder gesagt: „Ich hatte schon lange Lust, wieder einmal hierher zu kommen."

Meistens gönnen wir uns kaum Freuden und gestehen sie uns nur dann zu, wenn wir so tun können, als handelten wir einem anderen zuliebe.

> Wir müssen uns selbst lieben: Das ist die wesentliche Voraussetzung dafür, einen anderen lieben zu können, ohne zu leiden.

Wir können keine Liebe ohne Leiden empfinden, wenn diese immer erst an einen anderen Menschen gerichtet sein muss, bevor sie zu uns zurückkehrt.

Man soll sich nicht selbst lieben, indem man einen anderen liebt. Dieser Weg führt immer zu Kummer, sei es Eifersucht, Sehnsucht, Angst usw. Wir müssen lernen, uns selbst die Zuneigung zu geben, die wir anderen allem Anschein nach geben. Diesen Weg müssen wir einschlagen.

Das Ablegen von Hemmungen ist ein guter Anfang, um zu lernen sich selbst zu lieben. Das bedeutet, dass es uns gelingt, gut zu uns selbst zu sein, unsere eigene Person zu lieben, und uns gleichzeitig unseres Vorhabens sehr bewusst zu bleiben.

Eine guter Beginn besteht darin, dass wir lernen, unseren Körper zu lieben, dieses „Instrument", in dem wir leben und durch welches wir uns ausdrücken. Wenn ich sage „unseren Körper lieben", dann spreche ich nicht von einer Liebe, die von der Wertschätzung anderer Menschen abhängt. Ich meine, dass wir lernen müssen, ihn zu lieben, um uns in ihm wohl zu fühlen.

Um dies zu tun, werden wir einen relativ einfachen mentalen Vorgang ausnutzen, der auf der Tatsache beruht, dass wir seit unserer frühesten Kindheit bestimmte Sichtweisen, Beobachtungsstrategien und Methoden zur Verarbeitung von Informationen entwickelt haben. Wir haben nämlich „Filter" entwickelt, und wir betrachten die Welt um uns herum immer durch einen dieser Filter.

Da jeder Mensch seine ganz eigenen Filter hat, kann es vorkommen, dass wir jemanden hübsch finden, während ein anderer ihn nicht hübsch oder sogar hässlich findet. Diese unterschiedlichen Filter sind der Ursprung des Sprichwortes: „Die Geschmäcker sind verschieden."

Wir haben nicht nur einen Filter, sondern mehrere. Für jeden Menschen benutzen wir einen speziellen Filter, der es uns erlaubt, dieses Wesen – je nach Bedarf – schön oder hässlich, intelligent oder dumm, stark oder schwach zu finden.

Unsere Filter beeinflussen unsere Art zu denken sehr stark. Je mehr der Filter, den wir benutzen, uns das Leben positiv sehen lässt, desto mehr wird unsere Denkweise dazu führen, dass wir im Leben vorwärts kommen und an eine bessere Zukunft glauben. Leider ist das umgekehrt genauso. Wenn der benutzte Filter nur negative Informationen durchlässt, besteht die Gefahr, dass wir immer teilnahmsloser oder deprimierter werden.

Lassen Sie uns an einem Beispiel verdeutlichen, welche Rolle diese Filter in unserem Leben spielen. Wir haben alle irgendwann einmal einen Menschen getroffen, der unserer Meinung nach nicht besonders gut aussah. Dann lernten wir ihn näher kennen und fanden ihn recht interessant. Gleichzeitig gefiel uns auch sein Aussehen immer besser. Nach einigen Monaten oder Jahren erscheint er uns keineswegs mehr hässlich. Oft ist sogar das Gegenteil der Fall: Wir finden diesen Menschen nun schön. Was ist passiert?

Der Filter, durch den wir die Person betrachtet haben, hat sich im Lauf der Zeit verändert und wir sehen sie jetzt anders. Verblüfft bemerken wir, dass die Einzelheiten, die den betreffenden Menschen in unseren Augen zunächst hässlich erscheinen ließen, größtenteils vollkommen verschwunden scheinen. Andere sind geblieben, aber sie stören uns nicht mehr. Anders ausgedrückt bedeutet das, dass wir gelernt haben, diesen Menschen zu lieben.

Die Filter, durch die wir die Menschen betrachten, bestimmen unser emotionales Empfinden ihnen gegenüber. Dasselbe gilt für uns selbst. Eine junge Frau, die an Magersucht leidet, sieht sich durch einen „dick machenden“ Filter. Obwohl sie so mager ist, nimmt sie sich als dick wahr. Das ist aber von der Wirklichkeit weit entfernt. Ihr Filter verzerrt ihre Selbstwahrnehmung vollkommen und beeinflusst so ihre Art zu denken und zu handeln. Dieser Mensch liebt sich nicht selbst, weil er sich durch einen falschen Filter betrachtet.

> Der Filter bestimmt das Bild, das wir von uns selbst und anderen haben.

Wie also sieht der Filter aus, den wir benutzen, um uns selbst wahrzunehmen? Ist er:

- einschränkend?
- befähigend?
- mittelmäßig?
- abwertend?
- aufwertend?
- entstellend?
- verschönernd?
- erschreckend?
- beruhigend?
- dicker machend?
- dünner machend?
- älter machend?
- jünger machend?
- tröstlich?
- verwirrend?
- entmutigend?
- usw.

Durch welchen Filter wir uns auch immer betrachten: Er bestimmt das Bild, das wir von uns selbst haben.

Achtung! Der jeweilige Filter bestimmt das Bild von uns, aber nicht unsere Wirklichkeit. Leider hängen wir mehr an dem „illusorischen" Bild als an der Wirklichkeit. Das ist normal, denn wir halten unsere Wahrnehmungen für die Realität, und zugleich ist es eine sehr gefährliche Falle.

Zur Verdeutlichung: Wenn ich mich anschaue oder an mich denke, finde ich mich hässlich und ungebildet. Für mich ist das die Wirklichkeit, die ich deutlich sehe ... und wegen der ich mich selbst nicht lieben kann.

Aber genau da liegt das Problem. Wir sehen nicht *gut*. Wir sehen durch einen Filter. Das, was wir von uns selbst wahrnehmen, ist eine „Illusion".

Warum gibt es immer jemanden, der uns liebt oder uns beneidet? Weil er uns durch andere Filter betrachtet. Derjenige ist nicht dumm, aber er hat eine gefilterte Wahrnehmung, die uns in seinen Augen schön, stark, intelligent oder tüchtig erscheinen lässt.

Jetzt ist es an uns, einen ähnlichen Filter zu benutzen, um uns selbst zu betrachten. Das müssen wir ein bisschen üben. Es genügt nämlich nicht, sich nur zu sagen: „Ich wechsle meinen Filter", damit dies auch schon geschieht.

> Indem wir unsere Filter wechseln, können wir Hemmungen abbauen.

Das Ablegen von Hemmungen fängt bei sich selbst an, im Inneren des eigenen Ich und für sich selbst. Es ist eine Vorgehensweise, die eine Veränderung des Filters, also der Wahrnehmung, bewirkt. Wir müssen uns selbst auf konstruktive Weise wahrnehmen.

Wenn dies gelingt, dann werden wir:

- freier sein,
- glücklicher sein,
- uns wohler fühlen,
- fähig sein, Alleinsein zu ertragen,

- äußerlich wie innerlich schöner sein,
- besser in der Lage sein, das Leben zu lieben,
- besser in der Lage sein, zu lieben ohne zu leiden.

1. Übung: Die Spiegeltechnik

Sich von Hemmungen zu befreien ist der Beginn der wahren Liebe – jener Liebe, die kein Leid verursacht und die den Menschen frei und glücklich macht.

Um mit dem Ablegen von Hemmungen zu beginnen, werden wir eine leichte Übung machen, die Sie regelmäßig wiederholen sollten. Diese Übung wird ganz allmählich den Filter verändern, durch den Sie sich betrachten. Ich nenne sie die Spiegeltechnik.

Jedes Mal, wenn wir nackt sind, wenn wir also beispielsweise duschen oder baden, nehmen wir uns einige Minuten Zeit, um uns nackt vor einem Spiegel zu betrachten. Wir stellen uns so hin, dass wir uns möglichst ganz sehen und beschränken uns nicht auf die Betrachtung unseres Gesichts. Wenn wir dann so vor dem Spiegel stehen, beginnen wir, mit uns selbst zu sprechen. Wenn wir nicht wollen, dass uns jemand hört, dann sprechen wir eben nur innerlich, obwohl es wirkungsvoller ist, es laut zu tun.

Wir sprechen mit uns, aber wir sollten nicht irgendetwas Beliebiges sagen. Wir müssen lernen, uns selbst zu schätzen und zu lieben. Wir sollten bewusst denselben Weg gehen, den wir unbewusst wählen, wenn wir beginnen, jemand anderen zu lieben.

Wir sollten unter anderem über Folgendes sprechen, nämlich über:

- unsere guten Taten,
- unsere Erfolge, wie lange sie auch her sein mögen,
- die Freude, die wir anderen machen,
- die Gründe, die unsere Mitmenschen dazu bringen, uns zu lieben und zu schätzen,
- positive Begebenheiten, Situationen, die wir erlebt haben und in denen wir richtig gehandelt oder die uns gut getan haben.

Mit ein bisschen Übung wird es uns schließlich sogar gelingen, über:

- unsere Qualitäten,
- die Gründe, warum wir liebenswert sind (warum die anderen uns lieben),
- das, was uns positiv von Menschen unterscheidet, die wir nicht mögen oder denen wir nicht ähneln wollen,

zu sprechen.

Um das Bild, das wir uns von uns selbst machen, ändern zu können, ist es sehr wichtig, die Art und Weise, wie wir zu diesem Bild gekommen sind, zu überdenken.

Das ist die Grundlage einer Liebe ohne Leiden und einer wahren, intelligenten Liebe, die uns gut tut und die uns nie wieder Kummer verursacht.

Wir müssen damit aufhören, andere Menschen dazu zu benutzen, für uns Informationen auszuwerten. Wenn wir nämlich von anderen abhängig sind, um uns geliebt zu fühlen, machen wir uns zu Sklaven ihres Bildes von uns, also ihrer eigenen Art und Weise, Informationen auszuwerten.

Wir müssen folgenden Kreislauf durchbrechen:

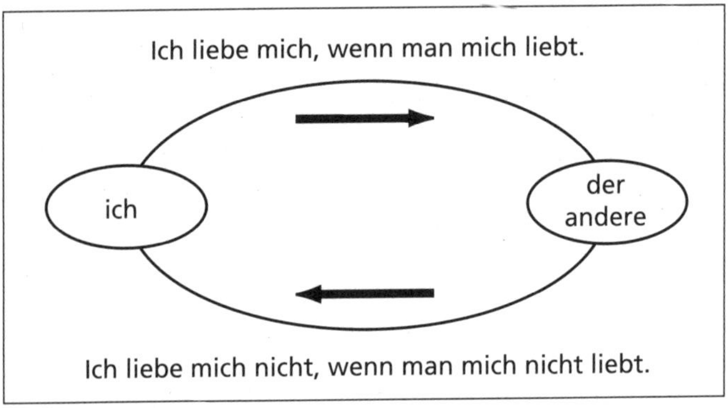

Dieser Teufelskreis ist der Grund dafür, dass wir dem Urteil der anderen eine so große Bedeutung beimessen. Die meisten Menschen lieben sich nur in dem Maße, wie sie geliebt werden. Das führt zu:

- Schuldgefühlen,
- Gekränktsein,
- Abneigung gegen sich selbst,
- Minderwertigkeitsgefühlen,
- Herabwürdigung.

Da wir diese Gefühle nicht gerne empfinden, versuchen wir also, den anderen zu gefallen, damit sie uns schätzen und lieben. Nur dann können wir uns selbst ein bisschen mehr lieben.

Anderen gefallen zu wollen bedeutet zwangsläufig, so zu leben, wie es deren Vorstellungen entspricht. Es ist unmöglich, eine Liebe ohne Leiden zu erreichen, solange wir unsere Eigenliebe von den Filtern der anderen abhängig machen.

Man kann das Bedürfnis, geliebt zu werden, nicht leugnen, aber diesen Umstand verdanken wir einzig der Tatsache, dass wir uns selbst immer durch die Filter der anderen wahrnehmen.

Das Ablegen von Hemmungen ist der erste Schritt auf dem Weg, den Teufelskreis zu durchbrechen, der uns glauben macht, wir müssten geliebt werden, um uns selbst zu lieben. Für viele Menschen ist es wichtiger, geliebt zu werden, als sich selbst zu lieben. Im Prozess der Liebe wirkt sich diese Verknüpfung als massive Hemmung aus.

Man kann nämlich nicht lieben, wenn man sich nicht zuerst selbst liebt. Wir müssen genau unterscheiden, ob unsere Liebe darin besteht, jemanden zu lieben, oder ob wir es durch den anderen erreichen, uns selbst zu lieben.

Stellen wir uns die folgenden Fragen:

- Warum bekommen wir gerne Komplimente von anderen?
- Warum lieben wir die Wertschätzung, die die anderen uns entgegenbringen?
- Warum wollen wir vor den anderen in einem positiven Licht erscheinen?
- Warum machen wir uns Sorgen darüber, was die anderen von uns denken?

Es gibt so viele Dinge, die wir für normal halten, die uns aber daran hindern, eine Liebe ohne Leiden zu empfinden. All diesen Verhaltensweisen und Bedürfnissen liegen die Mechanismen zugrunde, bei denen wir zwangsläufig die Filter der anderen Menschen benutzen, um uns selbst wahrzunehmen.

Um uns selbst schöner zu finden, lieben wir es, Komplimente zu bekommen. Wenn wir uns also durch die Filter der anderen betrachten und diese uns schön finden, dann finden wir uns auch schön. Wenn wir so vorgehen, dann wird es uns schwer fallen, uns schön zu finden, wenn uns jahrelang keiner ein Kompliment macht.

Um uns selbst besser schätzen zu können, lieben wir die Wertschätzung durch andere. Um vor uns selbst in einem positiven Licht zu erscheinen, müssen wir das auch vor anderen. Alles das hat nur ein Ziel: zu erreichen, dass wir uns selbst mehr lieben.

Aber der Weg, den wir einschlagen, ist die Quelle des Kummers, den uns vermeintlich die Liebe bereitet.

Also müssen wir unsere Vorgehensweise ändern. Wir müssen unsere eigenen Filter benutzen, um uns zu betrachten, und nicht die der anderen. Wenn ich das immerzu wiederhole, dann nur um zu betonen, dass diese Verhaltensänderung den Grundstein für eine wahre Liebe ohne Leiden legt.

Das Ablegen von hemmenden Filtern stellt den ersten Schritt auf diesem Weg dar.

> Wir müssen üben, unsere eigenen Filter zu ändern. Wir müssen Filter entwickeln, die es uns erlauben, uns selbst zu lieben.

Dafür müssen wir nur regelmäßig die einfache Methode anwenden, die ich vorhin dargelegt habe: die Spiegeltechnik.

Es wird für viele eine große Herausforderung sein, sich völlig nackt in einem Spiegel zu betrachten. Und dies umso mehr, als man auch noch gleichzeitig mit sich selbst sprechen und seine eigenen guten Eigenschaften und Erfolge in den Vordergrund rücken soll.

2. Übung: Das Alltägliche wertschätzen

Das Ablegen von Hemmungen geht noch weiter. Es beschränkt sich nämlich nicht auf die Spiegeltechnik. Dazu gehört auch, dass wir fähig werden, das zu schätzen, was wir im Alltag tun.

Versuchen Sie, sich Ihr alltägliches Tun mit Sätzen wie diesen bewusst zu machen:

- Ich habe für mein Kind diese Mahlzeit zubereitet ... Es ist gut für mein Kind, dass es mich hat ... Ich bin ein wertvoller Mensch.
- Ich habe für meinen Partner die Wäsche gewaschen ... Er hat Glück, dass er mich hat ... Ich bin wirklich ein guter Mensch. Ich bin froh, dass ich mich kenne!
- Ich habe gerade eine lästige Arbeit abgelehnt, um mir etwas Zeit für mich selbst zu nehmen ... Weil ich meinen Wert kenne und weil ich weiß, dass ich es verdient habe, mir diese Zeit zu nehmen ... Es ist gut für mich, mich zu kennen.

Solche Sätze mögen uns am Anfang merkwürdig erscheinen, aber sie sind ein Teil der Strategie, unsere Hemmungen abzulegen und uns sozusagen neu zu programmieren. Sie sind einfach nur die Fortsetzung der Bemühungen, unsere Filter zu verändern.

Auf die Dauer wird das Ablegen unserer Hemmungen dazu führen, dass wir uns selbst in einem ganz neuen Licht wahrnehmen. Je besser wir uns selbst lieben können, desto besser werden wir auch andere lieben können. Und dann wird die Liebe, die wir für andere empfinden, eine wirkliche, freie Liebe und eine Liebe ohne Leiden sein.

Diese Liebe wird uns nicht mehr nur als Mittel dazu dienen, uns selbst zu schätzen.

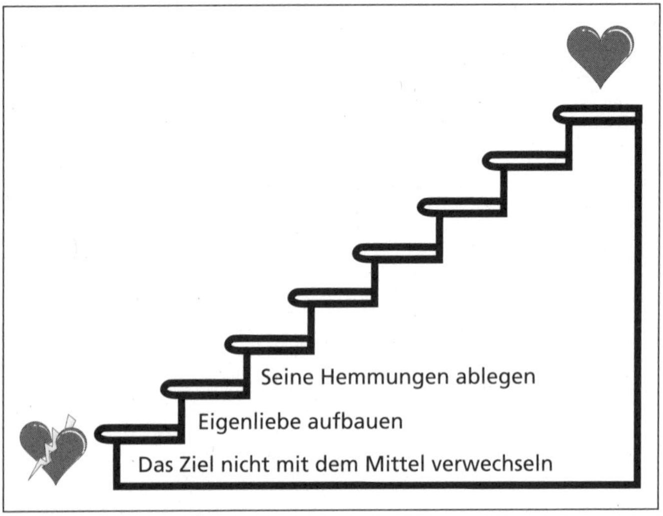

Wir haben jetzt die dritte Stufe unserer Treppe erklommen. Nur Mut, die wahre Liebe erwartet uns!

Lernen, das Alleinsein anzunehmen

Auf unserem Weg zu einer Liebe ohne Leiden stellt das Alleinsein eine wichtige Etappe dar. Die Fähigkeit, sein Alleinsein annehmen zu können, spielt nämlich eine Schlüsselrolle, wenn wir eine freie Liebe ohne Leiden leben wollen.

Solange wir nicht in der Lage sind, allein zu sein und uns mit uns selbst wohl zu fühlen, werden wir immer im Schlepptau von irgend jemandem hängen. Das Problem des Alleinseins ist häufig schwer zu überwinden. Es resultiert aus einem gravierenden Mangel an positiver Lebensphilosophie. Es ist der Ausdruck für ein Fehlen von Filtern, mit denen die Außenwelt und das eigene Ich wertgeschätzt werden können.

Das Fehlen von eigenen Filtern führt dazu, dass wir uns mit anderen Menschen umgeben müssen, also die Gesellschaft von anderen suchen, um deren Filter benutzen zu können.

Die Unfähigkeit, sein Alleinsein annehmen zu können, ist für denjenigen, der eine freie Liebe und somit eine Liebe ohne Leiden leben will, ein enormer Klotz am Bein.

Wenn das Alleinsein uns belastet, fühlen wir uns gezwungen, unser Möglichstes zu tun, um die Aufmerksamkeit unserer Mitmenschen zu erregen, ihnen zu gefallen oder sie so zu beeinflussen, dass sie an unserem Leben teilhaben. Dieses Bemühen aber führt nur zu Kummer und zerstört die wirkliche Liebe.

Wer nicht allein sein kann, kann auch nicht wirklich lieben.

Warum können zum Beispiel zwei Menschen, die sich langweilen, wenn sie allein sind, Spaß haben, wenn sie zusammen sind?

Die Antwort darauf wird lauten, dass das normal sei, weil sie dann nämlich nicht mehr allein sind.

Die tiefe Wahrheit liegt aber woanders. Wenn zwei gelangweilte Menschen fröhlich werden, wenn sie beisammen sind, dann liegt das daran, dass sie in ihrem Inneren bereits alles besitzen, was nötig ist, um sich nicht zu langweilen. Aber sie sind nicht in der Lage, diese inneren Ressourcen zu nutzen, wenn sie allein sind.

Sie werden nicht interessant, weil sie zusammen sind. Sie werden nur lebhafter, weil sie die Ressourcen des anderen für ihre eigenen Zwecke nutzen. Für sich genommen ist diese Vorgehensweise nicht unmoralisch, aber sie wird nie zu Eigenliebe, zum Ablegen von Hemmungen und zu einer Liebe ohne Leiden führen.

Sie wird diese zwei Menschen aber immer dem Zwang unterwerfen, sich mit anderen Leuten zu umgeben, um mehr oder weniger glücklich zu sein.

Die folgende Parallele trägt zum Verständnis bei, warum es nicht notwendig ist, zu zweit zu sein, um das Leben interessant zu finden. Wenn zwei dumme Menschen beisammen sind, dann werden sie davon nicht intelligenter. Wenn sie es trotzdem werden, dann waren sie es bereits zuvor, selbst wenn sie allein ihr inneres Potenzial nicht auszuschöpfen wussten. Sie können nur das Potenzial des anderen nutzen. Wenn sie wirklich dumm sind, dann werden sie es auch in einer Gruppe bleiben.

Dasselbe gilt für Menschen, die sich langweilen, wenn sie allein sind. Wenn sie überhaupt nichts Interessantes in sich hätten, dann würden sie sich auch im Beisammensein mit anderen langweilen. Sie hätten keine Freunde und wären wirklich einsam. Wenn es ihnen hingegen gelingt, sich zu unterhalten, sobald sie sich in Gesellschaft befinden, dann nur, weil sie die dazu notwendigen Ressourcen in sich tragen, sie aber nicht nutzen. Sie benutzen die der anderen. So bedienen sie sich unbewusst der Filter ihrer Umgebung, um ihr Leben zu leben.

Um sich von der Unfähigkeit, mit sich allein sein zu können, frei zu machen, muss man bestimmte Regeln anwenden:

1. Sofort damit anfangen.
2. Hemmungen ablegen, um die Filter, durch die wir uns wahrnehmen, zu verändern.
3. Sich nicht vor dem nächsten Alleinsein fürchten.
4. Nicht schon Stunden im Voraus unter dem Wissen leiden, dass wir allein sein werden.
5. Beschäftigungen entwickeln, die wir allein ausüben können und die uns aufbauen.
6. Nicht mit vorgeschobenen Gründen vor dem Alleinsein weglaufen.
7. Nicht versuchen, das Alleinsein dadurch zu lernen, dass wir ins Kino, in einen Park oder irgendwohin gehen, wo Leute sind.
8. Sich mit Dingen beschäftigen, die uns das Leben leichter machen, wenn wir allein sind: Yoga, Meditation, Malerei, Literatur usw.

Für die meisten Menschen stellt das Alleinsein ein echtes Problem dar. Gerade deshalb ist es auch die ideale Gelegenheit, um an sich selbst zu arbeiten.

Das Alleinsein anzunehmen ist die vierte Stufe, die wir besteigen müssen.

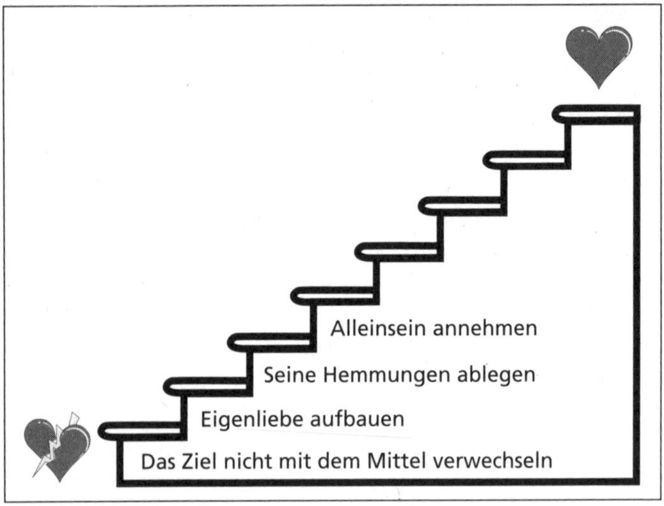

Diese Reihenfolge führt uns Stufe für Stufe zu jener Liebe, die wir leben möchten, und die uns geduldig und voller Zuneigung auf dem Gipfel unserer Bemühungen erwartet.

Verhindern, dass andere unsere Eigenliebe beeinträchtigen

Frage: Kann es sein, dass andere uns daran hindern, uns selbst zu lieben?

Antwort: Auf jeden Fall, und das geschieht sogar häufig.

Frage: Kann es sein, dass die Menschen, die wir lieben, bewusst oder unbewusst die Liebe, die wir ihnen entgegenbringen, ausnutzen, um uns daran zu hindern, uns selbst zu lieben?

Antwort: Ja. Dieses Verhalten ist eine Schutzmaßnahme ihrerseits, die für sie sicherstellt, dass wir sie immer mehr lieben werden als uns selbst.

Frage: Kann es sein, dass die Bedürfnisse der anderen den Ursprung von Problemen bedeuten, die uns beim Aufbau unserer Eigenliebe schaden?

Antwort: Das kommt häufig vor. Wir sind gute Menschen und wir kümmern uns noch vor unseren eigenen Problemen um die der anderen. Damit erweisen wir uns selbst allerdings keinen guten Dienst, im Gegenteil: Wir verhindern auf diese Weise auch, dass die anderen lernen, ihre Probleme selbst zu lösen. So werden wir – leider – unentbehrlich und damit zu Gefangenen.

Frage: Kann das Liebesbedürfnis der anderen dazu führen, dass sie unsere gesamte Liebe so auf sich lenken, dass für uns selbst nichts mehr mehr übrig bleibt?

Antwort: Auch das geschieht häufig. Die Menschen, mit denen wir Kontakt haben, sind oft genauso unfähig wie wir, ihre Filter richtig zu benutzen, um sich selbst lieben zu können. Also versuchen sie – oft unbewusst – uns zu beeinflussen, um sich durch unsere Filter betrachten zu können. Aus diesem Grund müssen wir jederzeit für sie zur Verfügung stehen, was uns keine Zeit mehr lässt, uns selbst zu lieben.

Die Menschen, die wir lieben, und manchmal auch die anderen, lenken häufig unsere Liebe auf sich. Das kann dazu führen, dass wir uns selbst gegenüber eine mehr oder weniger große Leere empfinden.

Dieser unbewusste Mechanismus ist ein Zeichen für ihre Unfähigkeit, sich selbst zu lieben und bedeutet, dass ihnen die geeigneten Filter fehlen, um sich selbst und das Leben schätzen zu können.

Machen wir uns keine Illusionen: Die anderen haben oft genau wie wir selbst große Schwierigkeiten, sich selbst zu lieben und mit ihrer Eigenliebe umzugehen.

Das ist aber noch lange kein Grund, um an der Liebe zu ihnen zu leiden. Wir müssen uns frei machen von der häufig empfundenen „Verpflichtung", die anderen zufrieden zu stellen. Man muss sich nur ein ganz einfaches Prinzip merken:

> Ich kann keinen anderen Menschen wirklich glücklich machen, wenn ich es nicht zuerst selbst bin.

Das Zaubermittel, das uns vor unserer Umwelt schützt und uns erlaubt, eine starke und belebende Eigenliebe zu entwickeln und zu bewahren, ist der Respekt oder auch die Achtung vor uns selbst.

Wir haben bereits darüber gesprochen. Die Selbstachtung hat eine Schlüsselfunktion von großem Wert. Sie ist der Anfang einer Liebe ohne Leiden. Damit sie ihre Wirksamkeit entfalten kann, muss sie sehr ausgeprägt und authentisch sein, das heißt, es muss sich um echte Selbstachtung handeln und nicht um eine blasse Imitation.

Sich selbst zuerst achten

Wie Sie wissen, erklärt das Bordpersonal bei Linienflügen den Passagieren die Sicherheitsmaßnahmen für den Fall von Problemen während des Fluges. Das Personal erklärt unter anderem, dass bei einem Druckabfall in der Kabine automatisch Sauerstoffmasken aus der Decke über jedem Passagier herabfallen.

Sie sagen auch, dass alle Personen, die mit einem Kind reisen, diesem nicht zuerst ihre Maske anlegen sollen, sondern dass sie sich unbedingt zuerst um sich selbst kümmern müssen. Sie sollen zuerst ihre eigene Maske anlegen und dann dem Kind die seine eigene überstreifen.

Warum soll man so vorgehen? Warum soll man nicht zuerst dem Kind Sauerstoff geben?

Ganz einfach aus folgendem Grund: Wenn die Eltern zuerst ihrem Kind die Maske anlegen und anschließend nicht mehr die Kraft haben, ihre eigene anzulegen, werden sie das Bewusstsein verlieren und das Kind wird nicht in der Lage sein, ihnen die Maske anzulegen. Wenn dagegen das Kind das Bewusstsein verliert, während die Eltern damit beschäftigt sind, ihre Masken anzulegen, dann ist dies viel weniger schlimm. Wenn nämlich der Erwachsene einmal seine Maske trägt, dann kann er leicht dem Kind die seine anlegen und ihm helfen.

Genau dasselbe gilt für die Liebe, das Glück und die Achtung. Alle drei beginnen bei einem selbst.

1. Wenn wir uns wirklich selbst lieben, dann sind wir auch fähig, andere zu lieben.
2. Wenn wir wirklich glücklich sind, machen wir andere glücklich.
3. Wenn wir uns wirklich selbst achten, werden wir von den anderen geachtet und es fällt uns leicht, ihnen Achtung entgegenzubringen.

Achtung bzw. Respekt ist ein schwer zu fassender Begriff. Wie wir gesehen haben, werden diese Gefühle häufig mit Furcht verwechselt. Man hat uns gelehrt, dass man andere achten muss. Ich meine auch, dass es gut ist, andere zu achten, aber wir müssen zuerst uns selbst achten.

Dieser Punkt ist wichtig: Vor allen anderen müssen wir zunächst uns selbst achten.

Es ist unmöglich, eine Liebe ohne Leiden leben zu lernen, wenn wir uns nicht zuerst selbst lieben. Aber es ist unmöglich, sich selbst zu lieben, wenn wir nicht zuvor in der Lage sind, uns selbst zu achten.

Niemand darf sich wie eine Klette an uns hängen!

Dies ist die Grundregel für die Selbstachtung. Sie ist simpel, aber wir gewinnen viel dabei, wenn wir sie anwenden.

Wenn ich „niemand" sage, dann meine ich *niemand*. Es geht nicht an, dass die Menschen, die wir lieben, einen Besitzanspruch auf uns erheben.

Immer wieder habe ich festgestellt, dass ein Mensch um so weniger geachtet wird, je mehr er jemanden liebt. Je mehr nämlich die Eltern ihr Kind lieben, desto mehr kann das Kind sie manipulieren. Je mehr eine Frau ihren Mann liebt, desto eher läuft sie Gefahr, von ihm manipuliert zu werden. Manche lieben ihren Partner so sehr, dass sie sich sogar misshandeln lassen.

Ist das ein Beweis von Liebe? Nein, überhaupt nicht. Dies ist nur der Ausdruck von fehlender Achtung. Wenn diese Eltern, Frauen oder Männer sich selbst achten würden, dann könnte ihnen niemand ein Unrecht antun.

Wir müssen lernen, dass unsere eigene Person vorgeht. Es gibt natürlich Ausnahmen von dieser Regel, aber das müssen auch Ausnahmen bleiben.

Es gibt eine zweite Grundregel für die Selbstachtung. Auch wenn sie erst an zweiter Stelle kommt, so ist sie doch genauso wichtig wie die erste:

> Ich hänge mich nicht wie eine Klette an jemanden.

Es reicht nämlich nicht aus zu verhindern, dass die anderen uns zu nahe treten. Man muss auch seinerseits den anderen ihre Freiheit lassen.

Ich weiß, dass es für einige schwierig ist, sich dieser Sichtweise anzuschließen. Zu viele Menschen haben sich daran gewöhnt, sich von anderen dominieren zu lassen. Einige glauben sogar, dies sei eine positive Eigenschaft. Man spricht dann von „guten Menschen“, die jederzeit großzügig und hilfsbereit sind.

Aber diese Menschen sind selten glücklich. Sie können sich nicht selbst achten. Was können wir tun, wenn wir selbst auch so sind? Es gibt ein wirksames Hilfsmittel:

Man muss lernen, *Nein* zu sagen.

Können wir Nein sagen? Sagen wir zu oft Ja? Es ist nämlich leichter, aus einem Nein ein Ja zu machen, als umgekehrt.

Wir sollten also immer imstande sein, mit Nein zu antworten, wenn man eine Forderung an uns stellt. Wenn sich später herausstellt, dass wir dieser nachkommen wollen, wird es einfach sein, auf Ja umzuschwenken.

Das Wort „Nein“ besitzt eine außerordentliche Macht. Es stellt das ideale Mittel dar, wenn man damit beginnt, seine Freiheit neu zu finden, und erleichtert es uns, uns selbst zu achten.

Ich will damit nicht sagen, dass man immer mit Nein antworten muss. Aber es ist wichtig zu begreifen, dass wir die Wahl haben müssen zwischen Ja und Nein, und zwar eine echte Wahl. Wir dürfen uns nicht länger verpflichtet fühlen, Ja zu sagen. Dieses Ja ist das eines Sklaven und nicht das eines freien Menschen.

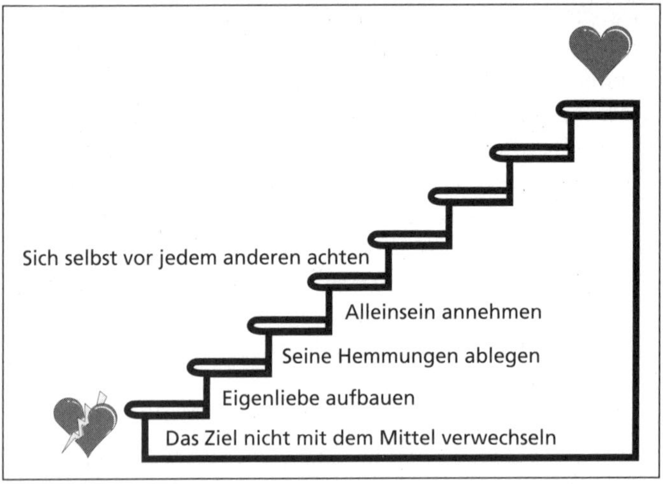

Wir haben das Recht uns zu weigern, den anderen einen Teil unseres Lebens zu übereignen. Wir sind nämlich nicht auf die Welt gekommen, um denen, die wir lieben, zu dienen. Auch wir haben ein eigenes Leben zu leben.

Wir haben unsere fünfte Stufe erreicht. Alles läuft gut. Es ist wichtig zu verstehen, dass wir diese Treppe der Liebe Stufe für Stufe hinaufsteigen müssen, wenn wir wirklich eine Liebe ohne Leiden leben wollen. Halm für Halm baut der Vogel sein Nest. Stück für Stück bauen wir unser Nest für die Liebe.

Intelligent lieben

Wir haben bereits festgestellt, dass die Liebe ein ebenso natürliches Bedürfnis ist wie die körperliche Ernährung. Es ist daher vollkommen normal, dass wir sie brauchen. Im Unterschied zur physischen Ernährung können wir die notwendige Liebe in uns selbst erzeugen. Anders ausgedrückt: Wir können uns mit unserer eigenen Liebe selbst versorgen.

Wenn wir uns selbst genügend und auf intelligente Weise lieben, dann sind wir emotional ausreichend versorgt, selbst wenn es niemanden gibt, den wir lieben können oder von dem wir innig geliebt werden. Die Selbstversorgung ist wie ein Kraftwerk, das uns ständig Energie liefert. Seine direkte Quelle ist unsere Fähigkeit, uns selbst zu lieben. Ein Mensch, der sich selbst lieben kann, der sich achtet und der frei von Hemmungen ist, besitzt ein solches Kraftwerk der Liebe in seinem Inneren.

Wir haben jedoch auch gesehen, dass die Liebe eine Form der Ernährung ist und dass es wünschenswert ist, unsere Nahrung abwechslungsreich zu gestalten, so wie wir dies auch bei der körperlichen Ernährung tun.

Aber genau wie bei den Nahrungsmitteln, die unseren Körper versorgen, besteht auch hier die Gefahr, von ihnen abhängig zu werden. Wir kennen alle irgendwelche Leute, die es sich nicht versagen können, dauernd zu essen. Manche Leute müssen „unbedingt" jeden Tag ihre drei Tafeln Schokolade vertilgen, andere brauchen ein Dutzend Krapfen oder eine gehörige Portion Fleisch.

Genau so ist es mit der emotionalen Nahrung. Die Gefahr, abhängig zu werden, ist sehr groß, und man muss sehr diszipliniert sein, um nicht in diese Falle zu gehen, die automatisch das Ende jeglicher Liebe ohne Leiden bedeutet.

Wenn wir nicht lernen können zu lieben, müssen wir uns dennoch darin üben, die Liebe zu lenken. Dann wird es uns gelingen, uns selbst zu lieben. Wir müssen auch herausfinden, wie wir die anderen lieben können. Wenn wir uns diese beiden Dinge nicht gezielt vornehmen, dann werden wir nichts erreichen.

Glücklicherweise ähnelt die Liebe zu anderen sehr stark der Liebe zu sich selbst. Die Methoden und die Philosophie der Liebe, die wir kennen gelernt haben, lassen sich sehr gut auch auf die Liebe anwenden, die wir anderen entgegenbringen.

Die Liebe zu anderen gleicht der Liebe zu sich selbst.

Man muss allerdings einige Regeln beachten, um einen anderen Menschen zu lieben, ohne sich ihm zu unterwerfen oder ihn auf eine Weise zu lieben, die zu Leiden führt. Man muss:

1. zuerst sich selbst lieben,
2. fähig sein, sich selbst vor jedem anderen zu achten,
3. den anderen achten,
4. ihn dazu bringen, sich selbst zu achten,
5. ihn dazu bringen, sich selbst zu lieben.

Die ersten beiden Punkte haben wir bereits abgehandelt. Sie sind wesentlich, wenn wir uns selbst lieben wollen – und sie sind ebenso wichtig, um andere lieben zu können.

Die übrigen drei Punkte müssen noch weiter entwickelt werden, wenn wir lernen möchten, andere oder uns selbst zu lieben.

Den vierten und fünften Punkt werden wir im nächsten Kapitel behandeln. Jetzt schauen wir uns zunächst den dritten Punkt an.

Wir haben gesehen, dass es eine goldene Regel gibt, um sich selbst zu respektieren: „Niemand darf sich wie eine Klette an mich hängen."

Und wir haben gesehen, dass es auch für die Achtung gegenüber anderen eine Regel gibt: „Ich hänge mich nicht wie eine Klette an einen anderen."

Das mag recht einfach erscheinen, ist es aber häufig nicht. Auch wir haben nämlich unsere Gewohnheiten und Eigenheiten. Es kann passieren, dass wir uns unfreiwillig wie eine Klette an jemanden hängen, und das kann nur dazu führen, dass die Beziehung zwischen dem anderen und uns sich verschlechtert.

Wir haben gesehen, dass wir um so mehr dazu neigen, uns nicht selbst zu achten, je mehr wir einen Menschen lieben. Das gilt aber auch im umgekehrten Sinn. Es kommt oft vor, dass auch wir die Menschen nicht achten, die wir lieben.

Es ist unvorstellbar, lieben zu wollen, wenn wir noch nicht in der Lage sind, andere oder uns selbst zu achten. Wir müssen mit anderen so umgehen, wie es unserem Bedürfnis, selbst behandelt zu werden, entspricht.

Was ich brauche	Was die anderen brauchen
• Ich brauche Freiheit.	• Ich lasse den anderen ihre Freiheit.
• Ich muss mich selbst achten.	• Ich gebe ihnen die Gelegenheit, sich selbst zu achten.
• Ich muss von anderen geachtet werden.	• Ich achte sie.
• Ich denke an mich.	• Ich lasse zu, dass sie an sich selbst denken.
• Ich muss mit anderen Menschen glücklich sein.	• Ich lasse sie mit anderen Menschen glücklich sein.
• Für mein Wohlbefinden tue ich, was ich will.	• Für ihr Wohlbefinden tun sie, was sie wollen.
• Ich möchte nicht beeinflusst werden, weil ich nicht so denke wie andere.	• Ich beeinflusse sie nicht, weil sie anders denken als ich.

Andere zu achten heißt, das für sie zu tun, was am besten für sie ist, ohne ihnen jedoch vor uns selbst den Vorrang zu geben.

Obwohl es oft schwierig ist, so zu handeln, müssen wir diesen Weg einschlagen. Wenn wir fähig sein wollen, die anderen zu achten, müssen wir uns selbst achten. Um uns selbst zu achten gilt zu guter Letzt:

> Man muss fähig sein zu ertragen, dass andere schlecht über einen sprechen, besonders wenn es diejenigen tun, die wir lieben.

Ich wiederhole es noch einmal: solange wir nicht akzeptieren können, dass die anderen uns nicht lieben, werden wir ihre Sklaven sein und sie nicht wirklich lieben können.

Ein Kind lieben

Regelmäßig höre ich Eltern, Männer wie Frauen, darüber klagen, sie hätten ihrem Sprössling alles gegeben und dieser habe sie richtiggehend zurückgewiesen. Genauso oft höre ich junge Menschen darüber klagen, dass ihnen die Eltern ständig auf die Pelle rücken würden, dass sie ihnen keine Freiheit ließen, dass sie sie erdrückten. Diese jungen Leute träumen nur von einem: von dem Tag, an dem sie von zu Hause abhauen können.

Aber noch ein anderes Phänomen nimmt immer mehr zu: das der Nesthocker, die ihren Eltern auf der Nase herumtanzen, anscheinend ohne dass man dagegen etwas unternehmen könnte.

Es stellt sich eine grundsätzliche Frage: „Lieben diese Eltern ihre Kinder wirklich?"

Wenn Sie sich in einer solchen Situation befinden, lieben Sie Ihr Kind wirklich? Ich bin sicher, dass es so ist und dass die meisten Eltern ihre Kinder lieben. Also muss man sich eine zweite grundsätzliche Frage stellen: „Wenn diese Eltern ihre Kinder lieben, lieben sie sich auch selbst?"

Die Antwort lautet: Nein – zumindest lieben diese Eltern ihren Sprössling mehr als sich selbst.

Wie oft geben Eltern ihren Kindern den Vorrang? Wie oft will eine Mutter etwas für sich selbst kaufen und kommt dann doch mit einem Kleidungsstück für ihr Kind zurück?

Man kann nur das beeinflussen, was beeinflussbar ist. Wenn Kinder ihren Eltern das Leben schwer machen, dann liegt das meist mehr an den Eltern selbst und an ihrer Unfähigkeit, mit ihrer Eigenliebe richtig umzugehen.

Ein Kind zu lieben ist eine einfache und wunderbare Sache. Trotzdem erfordert sie, wie wir bereits gesehen haben, eine gewisse Disziplin. Sie macht es auch erforderlich, dass wir die Sichtweise ändern, die wir gegenüber unserem Kind einnehmen:

- Wir dürfen das Kind niemals als ein schwaches und empfindliches Wesen ansehen.
- Wir dürfen uns nicht für seine Zukunft und sein ganzes Leben verantwortlich fühlen.
- Ein Kind ist keine Puppe, die unsere emotionalen Bedürfnisse befriedigen soll.
- Wir stehen nicht im Dienste unserer Kinder, sondern wir leben mit ihnen zusammen.
- Unsere Kinder müssen uns nicht beweisen, dass sie uns lieben.

Lassen Sie uns diese Regeln etwas genauer betrachten.

1. Wir dürfen das Kind niemals als ein schwaches und empfindliches Wesen ansehen.

Wenn dies nämlich der Fall ist, dann werden wir es bis zur Selbstaufgabe überbehüten. Ich kenne Großeltern, die hoffen, dass ihr Enkelkind krank wird, damit sie sich darum kümmern können.

Das scheint vielleicht etwas herzlos und übertrieben, aber wir wären überrascht, wenn wir wüssten, wie viele Menschen insgeheim wünschen, dass der Mensch, den sie lieben, krank wird, damit sie sich um ihn kümmern und so ihre Liebe noch stärker beweisen können.

2. Wir dürfen uns nicht für seine Zukunft und sein ganzes Leben verantwortlich fühlen.

Der junge Mensch ist auf der Erde, um sein eigenes Leben zu leben, und das bringt Risiken mit sich. Jedes Kind muss eigene Erfahrungen machen, und wir sind nicht berechtigt, es daran zu hindern.

Es wird sich vielleicht ein Bein brechen oder krank werden. Es wird vielleicht schulische oder soziale Probleme bekommen, aber es muss selbst lernen, sein Leben und seine Zukunft zu gestalten.

Natürlich können wir ihm dabei helfen, aber nicht auf Kosten unseres eigenen Lebens. Wir sind nicht auf die Welt gekommen, um unserem Kind zu dienen und es zu beschützen.

3. Ein Kind ist keine Puppe, die unsere emotionalen Bedürfnisse befriedigen soll.

Viele Eltern wollen ihre emotionalen Bedürfnisse durch ihre Kinder stillen. Auch bei älteren Menschen kennen wir diese Neigung.

Wir verlangen oft viel von unseren Kindern: Sie sollen uns Freude machen, wir wollen stolz auf sie sein können und sie sollen uns lieben. Sie sind aber nicht auf die Welt gekommen, um uns zu lieben. Diese Liebe muss verdient werden und sie ist – anders als viele Leute meinen – keineswegs selbstverständlich.

4. Wir stehen nicht im Dienste unserer Kinder, sondern wir leben mit ihnen zusammen.

Ich wiederhole noch einmal, dass wir nicht auf der Welt sind, um denen zu dienen, die wir lieben. Wenn dies jedoch der Fall ist, dann müssen wir zuerst uns selbst dienen, bevor wir anderen dienen, denn wir müssen uns selbst lieben, um andere lieben zu können.

Wir leben *mit* unseren Kindern und nicht *für* sie. Wir haben ein eigenes Leben und wir müssen es leben. Es nützt überhaupt nichts, sein eigenes Leben aufzugeben, weil man versucht, anderen zu dienen.

Natürlich können wir ihnen behilflich sein, aber die Erfahrung zeigt, dass die Kluft in der Beziehung um so tiefer wird, je mehr wir versuchen, denen zu helfen, die diese Hilfe eigentlich nicht benötigen, selbst wenn wir sicher sind, dass sie uns brauchen.

Es ist von Vorteil, in einer Gesellschaft zu leben, in der es gegenseitige Hilfe gibt, aber niemand ist der Sklave eines anderen, und Eltern sind nicht die Sklaven ihrer Kinder. Seinen Sprösslingen zu dienen ist in der Tat die schlechteste Art, sie zu lieben. Wenn wir dies nämlich tun, dann hindern wir sie daran, auf eigenen Füßen zu stehen, und wir behindern sie beim Aufbau der Kräfte, die sie benötigen, wenn wir einmal nicht mehr da sind.

5. Unsere Kinder müssen uns nicht beweisen, dass sie uns lieben.

Eine sehr unglückliche Art, unsere Kinder zu lieben, besteht darin, sie dazu erziehen zu wollen, dass sie uns lieben. Eine Liebe, die ernährt und nicht zu Leiden führt, ist nämlich immer spontan und kann in einer künstlichen, gesteuerten und verordneten Beziehung nicht gedeihen.

Ich verstehe ja, dass wir einen Kuss von unserem Kind möchten, bevor es zur Schule geht, aber dieser Kuss hat keinerlei Bedeutung. Im Gegenteil: Er macht den Austausch von Gefühlen, die das Kind für uns hegt, zu etwas Alltäglichem, Nichtssagendem.

Ähnlich ist es mit der Verpflichtung des Kindes, Danke für alles zu sagen, was es bekommt. Das führt nicht dazu, dass es die Dinge, die man ihm gibt, mehr schätzt – im Gegenteil. Auch diese Handlungsweise führt zu einer Verringerung der Wertschätzung. Das Kind lernt nicht, etwas zu schätzen, weil es das nicht lernen muss. Alles, was es lernen muss, ist Danke zu sagen.

Ich verstehe, dass es wunderbar ist, wenn man von seinen Mitmenschen geschätzt wird. Das nährt uns. Aber dieses Bedürfnis ist oft ein Zeichen dafür, dass uns der passende Filter fehlt, um uns selbst und die Welt, in der wir leben, richtig wahrzunehmen.

Einen Erwachsenen des anderen Geschlechts lieben

Viele Frauen behaupten: Männer sind wie große Kinder. Warum also sollte man versuchen, sie anders als wie Kinder zu lieben?

Männer sagen oft, dass Frauen nichts anderes als kleine Mädchen seien. Warum also sollte man sie anders lieben wollen?

Natürlich gibt es viele Männer und Frauen mit mehr Reife, aber der gemeinsame Nenner von Jungen und Alten ist die Tatsache, dass wir alle menschliche Wesen sind. Daher funktionieren wir auch alle auf dieselbe Weise.

Wenn wir also einen Menschen des anderen Geschlechts lieben wollen, müssen wir ihm gegenüber zunächst wieder die gleiche Haltung einnehmen, die wir schon bei der Liebe zu Kindern beschrieben haben. Wir müssen sie nur ein klein wenig verändern.

Viele Menschen behaupten, Frauen und Männer seien sehr unterschiedlich, was ihre emotionalen Bedürfnisse und die Art und Weise angeht, auf die wir sie lieben sollten. Ich bin absolut nicht dieser Meinung.

Wenn wir allerdings von Sex sprechen, dann ist das etwas völlig anderes. Für die Frau ist die sexuelle Beziehung oft der Punkt am Ende des Satzes „Ich liebe dich". Für den Mann dagegen ist die sexuelle Beziehung der erste Buchstabe am Anfang desselben Satzes.

Wie wir aber gesehen haben, ist Sexualität nicht gleich Liebe, sondern nur ein Mittel, um diese mitzuteilen, wenn nicht sogar nur die Wirkung eines Drüsensystems, das gewisse Funktionen im menschlichen Körper steuert.

Aber kehren wir zurück zur wahren Liebe.

Wir können dem anderen Geschlecht unsere Zuneigung natürlich im sexuellen Kontakt mitteilen, aber auch mit Hilfe einer Menge anderer Mittel. Wenn ein Mensch Trost oder Hilfe braucht, werden wir ihm unsere Liebe nicht dadurch unter Beweis stellen, dass wir ihm ein sexuelles Verhältnis anbieten.

Die Liebe zu Menschen des anderen Geschlechts erfordert die Einhaltung derselben Grundregeln, die auch für die Liebe zu Kindern gelten:

1. Wir dürfen einen Erwachsenen des anderen Geschlechts nie als ein schwaches oder empfindliches Wesen ansehen.
2. Wir dürfen uns nicht für das Leben des anderen verantwortlich fühlen.

3. Der Erwachsene des anderen Geschlechts ist nicht auf die Welt gekommen, um unsere emotionalen Bedürfnisse zu befriedigen.
4. Wir stehen nicht im Dienst des anderen, sondern wir leben mit ihm zusammen.
5. Der andere Mensch muss uns nicht beweisen, dass er uns liebt.
6. Wir sollten den anderen Menschen nicht erziehen wollen, sondern ihn so akzeptieren, wie er ist.
7. Wir sind nicht die Mutter oder der Vater des anderen.

Sie sehen, dass wir hier sämtliche Regeln für die Liebe zu Kindern wiederfinden – mit einigen Änderungen versehen und um zwei Punkte ergänzt. Schauen wir uns die einzelnen Regeln und ihre Bedeutung im Detail an.

1. Wir dürfen einen Erwachsenen des anderen Geschlechts nie als ein schwaches oder empfindliches Wesen ansehen.

Jedes menschliches Wesen hat ein inneres Potenzial, das es zu erkennen und auszuschöpfen gilt. Diese Lebensaufgabe ist eine der Grundlagen für die Eigenliebe. Wenn wir den anderen als schwaches und empfindliches Wesen ansehen, dann liegt es daran, dass wir selbst ziemlich empfindlich sind und dass wir Angst haben, der andere könne ohne uns auskommen. Wir verwechseln Liebe mit Nützlichkeit. Wie viele Menschen sagen sich: „Was würde er/sie nur ohne mich machen?" oder „Ein Glück, dass ich da bin ...".

Wenn ein Erwachsener des anderen Geschlechts überlebt hat, bis er uns kennen lernte, dann deshalb, weil er durchaus fähig ist, ohne uns zu überleben. Es ist nicht erfreulich, dies zuzugeben, aber der andere braucht uns grundsätzlich nicht. Er kann ohne uns auskommen oder uns ersetzen. Wenn er dies nicht tut, dann aus gutem Grunde: Er liebt uns.

Daher müssen wir aufhören, alles für den anderen zu tun, nur um sicherzustellen, dass er uns ewig brauchen wird – weil wir befürchten, dass er nur mit uns zusammen ist, weil wir unentbehrlich für ihn sind. Wir müssen damit aufhören, für den anderen unverzichtbar sein zu wollen, weil wir bewusst oder unbewusst denken, dass er uns verlassen würde, wenn er fähig wäre, allein zurechtzukommen.

2. Wir dürfen uns nicht für das Leben des anderen verantwortlich fühlen.

Diese Regel ergänzt die vorhergehende. Wir sind nicht verantwortlich für die Fehler und Irrtümer, die der Erwachsene begeht, den wir lieben. Er hat sein eigenes Leben und muss es selbst leben. Wir müssen ihn eigenständig handeln lassen und gelassen gegenüber den Dingen bleiben, die ihm passieren könnten.

Natürlich können wir ihm helfen und ihn beraten, aber das hat nichts zu tun mit der Frage: „Warum hast du mir das angetan?“, wenn dem anderen etwas Negatives widerfährt, das ihn persönlich betrifft.

3. Der Erwachsene des anderen Geschlechts ist nicht auf die Welt gekommen, um unsere emotionalen Bedürfnisse zu befriedigen.

Die beste Art, ohne Leiden zu lieben, ist immer, seine Bedürfnisse in sich selbst stillen zu können. Es ist wohltuend, sich von der Liebe eines Menschen des anderen Geschlechts zu nähren, aber dieser ist nicht auf der Welt, um unsere Bedürfnisse zu befriedigen.

Wir können natürlich behaupten, dass wir genau diesen einen Menschen und keinen anderen ausgewählt haben, damit er unsere Bedürfnisse stillt. Dies wird jedoch leider nur eine Zeitlang funktionieren. Sobald sich dieser Mensch von uns löst, werden sich die Dinge zu unserem Nachteil entwickeln.

4. Wir stehen nicht im Dienst des anderen, sondern wir leben mit ihm zusammen.

Dies ist eine der wichtigsten Regeln. Jemandem zu dienen ist kein Zeichen von Zuneigung, ganz im Gegenteil. Es zeigt vielmehr, dass wir große Schwierigkeiten damit haben, richtig mit unserer Liebe umzugehen.

Wir müssen nur uns selbst zu Diensten sein, und keinem anderen. Ich wiederhole es noch einmal: Zu lieben fängt zuerst bei uns selbst an. Wir können dem, der uns teuer ist, behilflich sein, aber wir sind nicht dazu da, ihm zu dienen.

Die Menschen, die denjenigen dienen, die sie lieben, werden dies am Ende stets bedauern. Nicht nur, weil sie von dem enttäuscht sind, was sie zurückbekommen, sondern auch weil sie sich gezwungen sehen, ihre Anstrengungen immer mehr zu verstärken. Nicht die geliebten Menschen sind an solch einer Entwicklung schuld. Es liegt vielmehr in der menschlichen Natur, dass man einmal erworbene Rechte nach einer Weile für etwas Selbstverständliches hält. Wenn wir unsere ganze Zeit damit verbringen, dem anderen zu Diensten zu sein, wird er dies irgendwann als Normalzustand ansehen und nicht als ein Zeichen unserer Zuneigung. Infolgedessen wird er nicht verstehen, was passiert ist, wenn wir plötzlich anders handeln, und er wird verlangen, dass „alles so wird wie vorher".

5. Der andere Mensch muss uns nicht beweisen, dass er uns liebt.

Wir kommen immer wieder auf das Stichwort Freiheit zurück, welche die Grundlage für die Liebe ohne Leiden bildet. Je mehr wir dem anderen diese Freiheit lassen, sein Leben so zu leben wie er es für richtig hält, desto mehr schaffen wir eine Atmosphäre, in der wirkliche Liebe entstehen und gedeihen kann.

Es liegt an uns selbst herauszufinden, ob ein Mensch uns liebt oder nicht.

Er muss nicht unsere Launen oder unsere Schwächen ertragen, weil er uns liebt. Ich weiß, dass es angenehm ist, wenn uns jemand sagt, dass wir wichtig für ihn seien und dass er uns liebe – aber keineswegs dürfen solche Erklärungen zu einer Pflichtübung verkommen. Im nächsten Kapitel wird die Rede davon sein, wie man den anderen dazu bringt, uns an seinem Innenleben teilhaben zu lassen.

6. Wir sollten den anderen Menschen nicht erziehen wollen, sondern ihn so akzeptieren, wie er ist.

Sehr häufig versucht in einer Partnerschaft mindestens einer der beiden Partner, den anderen zu erziehen, wenn nicht sogar alle beide dies tun. Dies ist eine der schädlichsten Arten, zu lieben und seine Liebe mitzuteilen.

Wenn wir den anderen ständig zu erziehen versuchen, beweist das nur, dass wir ihn entweder beherrschen oder wenigstens ändern wollen. Mit Liebe hat das selbstverständlich nichts zu tun.

Wenn wir mit dem Menschen, mit dem wir zusammenleben, nicht zurechtkommen, dann sollten wir den Partner wechseln, aber wir sollten nicht versuchen, ihn zu verändern. Ich wiederhole es noch einmal: Jeder Mensch hat sein eigenes Leben zu leben.

7. Wir sind nicht die Mutter oder der Vater des anderen.

In manchen Beziehungen spielt einer der Partner den Vater oder die Mutter des anderen. In anderen Fällen sucht einer der beiden Liebenden in seinem Partner unbewusst seinen Vater oder seine Mutter.

Es ist sehr schwierig, eine Liebe ohne Leiden zu leben, wenn einer der beiden Partner sich noch nicht von seinen Eltern abgenabelt hat. Wenn er seinen Vater oder seine Mutter liebt, dann soll er es ihnen sagen, aber es ist nicht wünschenswert, dass er uns als Elternteil ansieht.

Einen Erwachsenen desselben Geschlechts lieben

Das Rezept ist genau dasselbe. Schließlich sind wir alle menschliche Wesen und deshalb ist der Vorgang ähnlich, ganz egal ob wir ein Kind, einen Menschen des anderen oder aber einen Vertreter desselben Geschlechts lieben.

Ich spreche hier nicht von Homosexualität, sondern einzig und allein von Liebe. Ich habe überhaupt nichts gegen Homosexuelle, aber für mich hat Sex nichts mit Liebe zu tun. Er kann ein Mittel sein, um unsere Zuneigung auszudrücken, aber er ist nicht die Liebe im eigentlichen Sinne.

Wir können Menschen desselben Geschlechts lieben, ohne uns durch unsere sexuelle Ausrichtung in irgendeiner Form einschränken zu lassen. Leider haben die Gesellschaft, das Moralverständnis und die Religion die Verhaltensweisen in Liebesbeziehungen einzig und allein durch gegengeschlechtliche Beziehungen definiert.

Daher ist es schwierig, einen gleichgeschlechtlichen Menschen zu lieben, vor allem für Männer. Trotzdem ist diese Liebe ebenso erfüllend wie die, die man in der

Beziehung zu einem Partner des anderen Geschlechts erleben kann.

Die Grundregeln sind dieselben. Der Unterschied besteht nur darin, dass wir uns wirklich ganz von unseren inneren Hemmungen frei machen müssen, um eine positive und innige Liebe zu diesem Menschen entwickeln zu können.

Wenn wir es erst einmal geschafft haben, uns nicht mehr von den Schuldgefühlen und Vorurteilen beeinflussen zu lassen, die wir im Laufe unseres Lebens durch unsere Erziehung erworben haben, dann werden wir auch besser in der Lage sein, uns von Menschen des eigenen Geschlechts lieben zu lassen.

KAPITEL 5

ANDEREN HELFEN, EINE INTELLIGENTE LIEBE ZU ENTWICKELN

Sich selbst lieben, indem man den anderen liebt

Dies ist wohl eine der größten Herausforderungen der Liebe: fähig zu sein, sich selbst zu lieben, indem man einen anderen liebt.

Wie wir bereits gesehen haben, rührt dieses Problem daher, dass man sich einer Person gegenüber umso weniger selbst achtet, je mehr man sie liebt. Aus diesem Grund ist es recht schwierig, sich selbst zu lieben ohne zu leiden. Aber es ist noch nicht alles verloren, wenn wir versuchen, das anzuwenden, was wir bis hierher gelernt haben.

Um die wichtigsten Punkte auf unserem Weg zu einer intelligenten Liebe ohne Leiden zusammenzufassen, vergegenwärtigen Sie sich noch einmal die Treppe, deren Stufen die einzelnen Schritte in der Reihenfolge darstellen, die wir einhalten müssen (siehe nächste Seite).

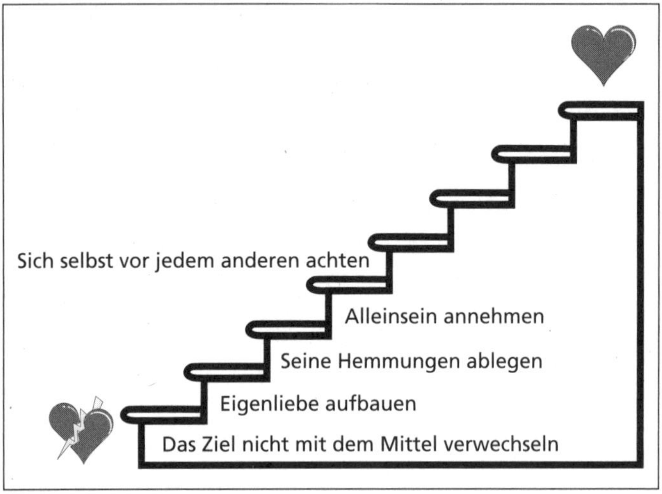

Die folgende Stufe fordert uns eine besondere Anstrengung ab: nämlich die, das bereits Gelernte, also die Ergebnisse der vorangegangenen Stufen, nicht wieder zu vergessen und es gleichzeitig auf eine Liebe zu zweit anzuwenden – eine Liebe, die ohne Leiden bleiben soll.

Damit es uns gelingt, einen anderen Menschen und gleichzeitig uns selbst zu lieben, müssen wir uns immer wieder vergegenwärtigen, dass wir nie dazu verpflichtet sind, mit dem einen oder anderen bestimmten Menschen zusammenzuleben.

Oft hört man Leute sagen, dass sie sich nicht vorstellen könnten, ohne ihren Partner zu leben. Trotzdem haben diese Leute den größten Teil ihres Lebens *ohne* diesen Partner verbracht. Wir alle können ohne diesen oder jenen bestimmten Menschen leben. Wenn wir das Gegenteil behaupten, dann weil:

- wir eine sehr begrenzte Vorstellung von der Wirklichkeit haben – was sich ändern lässt,
- wir immer noch Schwierigkeiten mit der Eigenliebe haben – was bedeutet, dass wir die vorangegangenen Stufen zu schnell hinter uns gebracht haben. Es ist wichtig zu verstehen, dass die Liebe etwas ist, das langsam aufgebaut wird, und dass wir die einzelnen Schritte einen nach dem anderen absolvieren müssen.

Wenn wir hinzufügen: „Ich kann nicht ohne ihn leben; ich lebe durch ihn; das Haus gehört ihm ... alles gehört ihm“, dann:

- verwechseln wir das Ziel mit dem Mittel. Wenn wir sagen, dass wir nicht ohne den anderen leben können, weil er alles besitzt, dann sprechen wir nicht von Liebe, sondern von praktischen Dingen. Wir leben mit ihm zusammen, weil wir nicht an uns selbst glauben und weil wir unseren Nutzen daraus ziehen. Wenn wir frei leben wollen, müssen wir lernen, uns loszulösen.

Liebe und Glück sind immer eng miteinander verbunden. Wenn wir eine Liebe ohne Leiden erreichen können, dann wird das Glück automatisch folgen.

Die folgende grundsätzliche Frage sollten wir uns von Zeit zu Zeit stellen:

„Welche Ereignisse, Menschen und Dinge bin ich bereit aufzugeben, um glücklich zu sein?“

> Das größte Problem in der Liebe zu zweit besteht nicht so sehr darin, mit unserer Eigenliebe umzugehen, sondern in der Wahl des richtigen Partners.

Dieser Punkt ist wichtig. Es hat keinen Sinn, jemanden zu lieben, der:

- uns nicht liebt,
- uns daran hindert, uns selbst zu achten,
- unser Bedürfnis nach Freiheit nicht respektiert,
- sich nicht zurücknehmen kann,
- sich ständig alle Freiheiten herausnimmt,
- uns beherrschen will,
- uns nichts entgegenbringt,
- nur nimmt, ohne zu geben.

Es ist falsch zu behaupten, dass die Liebe sich irgendwann einfach von selbst einstellt, ohne dass wir den Menschen, den wir lieben, selbst auswählen könnten. Auf diese Art entstehen nur Dominanz und Unterwerfung.

Die Liebe selbst ist nicht impulsiv; die so genannte „Liebe auf den ersten Blick“ ist keine Liebe. In Wirklichkeit ist die Liebe wie eine Blume, die wachsen und sich entfalten muss. Sie kann gehegt und gepflegt werden. Aber sie beginnt immer in unserem Herzen – sie gilt uns selbst, bevor sie weitergegeben werden kann. Wenn das nicht der Fall ist, dann handelt es sich nicht um Liebe. Dann liegt das Leiden bereits auf der Lauer.

Also muss man sich zuerst ein paar Fragen stellen, bevor man sich daran macht, einen anderen zu lieben. So zum Beispiel:

- Ist dieser Mensch für mich wirklich liebenswert?
- Liebt dieser Mensch sich selbst?
- Kann ich mich in seiner Gegenwart selbst achten?
- Achte ich mich in seiner Gegenwart selbst?

- Bin ich dazu bereit, ihm die Freiheit zu lassen, so zu bleiben, wie er ist?
- Bleibe ich im Zusammensein mit ihm ich selbst?
- Ist dieser Mensch besitzergreifend oder gewalttätig?
- Ist er mit meiner Philosophie der Liebe einverstanden?

Man muss sich tatsächlich viele Fragen stellen. Es mag merkwürdig erscheinen, so genau zu prüfen, ob man jemanden liebt oder nicht, aber denken Sie an die Verheerungen, die eine schlecht bewältigte Liebe im Leben der Menschen hinterlässt.

Die folgende Stufe ist also klar: Wir müssen fähig sein, die Menschen, die wir lieben wollen, selbst auszusuchen und nicht mehr erst dann zu lieben, wenn wir die Liebe spüren.

> Wir müssen unsere Liebe selbst in die Hand nehmen – und nicht umgekehrt.

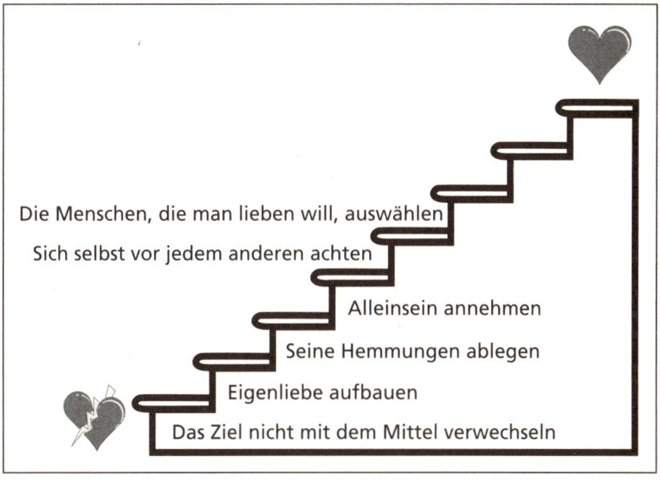

Wir haben damit die sechste Stufe erreicht. Diesen Schritt muss man nicht lange erklären, aber es kann lange dauern, ihn richtig durchzuführen.

Wir müssen die Menschen auswählen, die wir lieben wollen. Nicht alle unsere Mitmenschen verdienen unsere Liebe im gleichen Maß. Und vergessen wir nicht, dass wir selbst die wichtigsten Menschen für uns sind. Was unsere Liebe angeht, so haben wir selbst den Vorrang vor jedem anderen. Bevor wir unsere Liebe irgend jemand anderem geben, müssen wir sie uns selbst geben. So zu handeln ist nicht herzlos oder egoistisch, sondern intelligent.

Natürlich wird es immer Menschen geben, die uns herzlos oder egoistisch finden, aber eben nur, weil sie eigentlich wollen, dass wir an *sie* denken statt an uns selbst. Diese Menschen sollten zunächst einmal ihr eigenes Verhalten betrachten, bevor sie uns beurteilen. Dann würden sie erkennen, dass sie genau das tun, was sie uns vorwerfen, und diese Erkenntnis würde sie vielleicht dazu bringen, an ihrer Auffassung von der Liebe zu arbeiten.

Wie kann man dem anderen die intelligente Liebe bewusst machen?

Wenn wir den Menschen, den wir lieben wollen, sorgfältig ausgewählt haben, dann müssen wir ihn oft dazu bringen, sich ebenfalls mit seiner Liebe auseinander zu setzen. Wenn er dies nämlich nicht tut, wird er von uns abhängig werden und automatisch versuchen, uns zu beeinflussen, damit wir auf seine Erwartungen und Bedürfnisse eingehen.

Trotzdem dürfen wir nicht Vater oder Mutter für ihn spielen. Wir sind nicht dazu da, ihn zu erziehen oder zu verändern. Aber wir können ihn auf seinem Weg zu einer Liebe ohne Leiden leiten.

Wir wissen, dass eine intelligente Liebe eine bewusste Liebe ist, die Freude erzeugt und uns unsere Freiheit lässt. Wir wissen auch, dass unsere Eigenliebe die Grundlage für eine Liebe ohne Leiden ist. Dies gilt natürlich genauso für den Menschen, den wir lieben.

Die Hilfe, die wir ihm bieten können, birgt allerdings eine große Gefahr in sich: nämlich das Gegenteil von dem zu tun, was wir tun wollen. Ein altes Sprichwort sagt sinngemäß:

Der Mensch will Gutes tun ... aber er macht es schlecht!

Und das müssen wir um jeden Preis vermeiden. Man muss bei sich selbst anfangen, wenn man einem anderen die intelligente Liebe bewusst machen will. Wir müssen mit gutem Beispiel vorangehen. Daher müssen wir dem anderen all das geben, was wir selbst benötigen, um unsere Eigenliebe zu entwickeln.

Wir haben schon im vierten Kapitel im Abschnitt *Einen anderen Menschen mit intelligenter Liebe lieben* darüber gesprochen. Zu unserem eigenen Nutzen wollen wir die wichtigen Punkte noch einmal aufgreifen und sie direkt auf unser Verhältnis mit dem geliebten Menschen anwenden:

Was ich brauche	Was der andere braucht
• Ich brauche Freiheit.	• Ich lasse den anderen frei sein.

• Ich muss mich selbst achten.	• Ich gebe ihm die Gelegenheit, sich selbst zu achten.
• Ich muss vom anderen geachtet werden.	• Ich achte ihn.
• Ich denke an mich selbst.	• Ich lasse zu, dass er an sich selbst denkt.
• Ich muss mit anderen Menschen glücklich sein.	• Ich lasse ihn mit anderen Menschen glücklich sein.
• Für mein Wohlbefinden tue ich, was ich will.	• Für sein Wohlbefinden tut er, was er will.
• Ich möchte nicht beeinflusst werden, weil ich nicht so denke wie andere.	• Ich beeinflusse ihn nicht, weil er anders denkt als ich.

Diese Punkte sind wesentlich, wenn man eine Beziehung aufbauen will, die auf wahrer Liebe basiert. Es herrscht Achtung vor sich selbst und vor dem anderen und der Freiheit stehen Tür und Tor offen. Das erscheint vielleicht ganz einfach, aber in Wirklichkeit ist es das erste, das abhanden kommt, wenn zwei Menschen sich ineinander verlieben.

Es gibt einen Ausdruck, den ich sehr gerne verwende: Ich wachse in eine Liebe hinein. Denn genau das tut man wirklich. Es ist kein passives *Ver*-lieben und ich *ver*-liere nichts dabei, wenn ich jemanden liebe. Im Gegenteil: Ich gewinne dazu und empfinde daher einen Zuwachs an Freude und Energie.

Eine gute Möglichkeit, dem anderen dabei zu helfen, sich die intelligente Liebe bewusst zu machen, besteht natürlich auch darin, ihm dieses Buch zu geben. Dennoch ist er vielleicht noch nicht in der Lage zuzugeben, dass man die intelligente Liebe lernen kann und möglicherweise noch nicht bereit ist, sich mit diesem Thema zu beschäftigen.

Feedback geben

Eines der Mittel, die man anwenden kann, um dem anderen auf dem Weg zur Liebe zu helfen, ist das Feedback. Diese Art der Kommunikation erlaubt zwei Menschen, jederzeit zu wissen, was der andere fühlt. Feedback geben bedeutet, dass wir in einem Gespräch dem anderen stets unsere Gedanken mitteilen, damit er weiß, wie seine Inhalte bei uns angekommen sind.

Die allergrößte Falle in einer Zweierbeziehung ist etwas, das ich „Interpretationsschema" nenne. Ein Interpretationsschema ist die Gesamtheit dessen, was ein Mensch im Zusammenhang mit einer bestimmten Sache denkt. Anhand dieses Schemas interpretiert er die Informationen, die er erhält.

Ein Interpretationsschema ist die Art und Weise, wie wir die Informationen, die ununterbrochen auf uns einströmen, aufnehmen, analysieren und verarbeiten. Diese Schemata sind für alle Missverständnisse zwischen den Menschen verantwortlich. Sie sind auch häufig der Anlass für Streit. Der Satz: „Du verstehst mich nicht" ist das Ergebnis solcher Schemata.

Anders ausgedrückt bedeutet das, dass die Menschen, mit denen wir kommunizieren, alle unsere Aussagen interpretieren. Oft interpretieren sie uns richtig, aber häufig ist auch das Gegenteil der Fall.

Feedback verhindert falsche Interpretationen.

Die Anwendung von Feedback ermöglicht es uns, die negativen Auswirkungen genau dieser Interpretationsschemata zu vermindern. Schauen wir uns ein Beispiel an.

Ich fahre mit meinem Ehemann Peter im Auto. Während er fährt, streichle ich seine Hand, die auf seinem Oberschenkel ruht. Peter reagiert nicht. Er fährt und achtet auf die vorausfahrenden Autos. Er gibt mir keinerlei Feedback. Automatisch setzt die Wirkung meiner Interpretationschemata ein. Ich versuche, sein Verhalten zu interpretieren.

- Reagiert er nicht, weil er sich zu sehr auf den Verkehr konzentriert?
- Reagiert er nicht, weil es ihn stört, wenn ich ihn berühre?
- Reagiert er nicht, weil ich so unwichtig für ihn bin, dass er gar keine Notwendigkeit sieht, von meiner Geste Notiz zu nehmen?
- Reagiert er nicht, weil er sich über etwas ärgert, das irgendwann geschehen ist?
- Reagiert er nicht, weil er an eine andere Frau denkt?

Wir sehen, dass hier Interpretationsschemata am Werk sind, die in meiner Beziehung zu Peter verheerende Schäden anrichten können. Ich versuche, seine fehlende Reaktion auf meine Geste zu interpretieren, und kann dabei zu jeder beliebigen Schlussfolgerung kommen.

Wenn Peter mir dagegen ein Feedback geben würde, hätte ich einen Anhaltspunkt für seine Gefühle und Gedanken. Das würde verhindern, dass meine Interpretationsschemata mich auf falsche Gedanken bringen.

Angenommen, Peter nimmt sofort meine Hand in seine und drückt sie zärtlich. Dieses Feedback zeigt mir, dass ich willkommen bin, dass er meine Geste und meine Anwesenheit schätzt und dass ich ihm weiterhin meine Gefühle mitteilen kann.

Das Feedback ist das Schlüsselelement einer Liebesbeziehung. Es ist die nächste Stufe, die wir auf unserem Weg zu einer Liebe ohne Leiden in unserem Verhältnis zu einem anderen Menschen hinaufsteigen müssen.

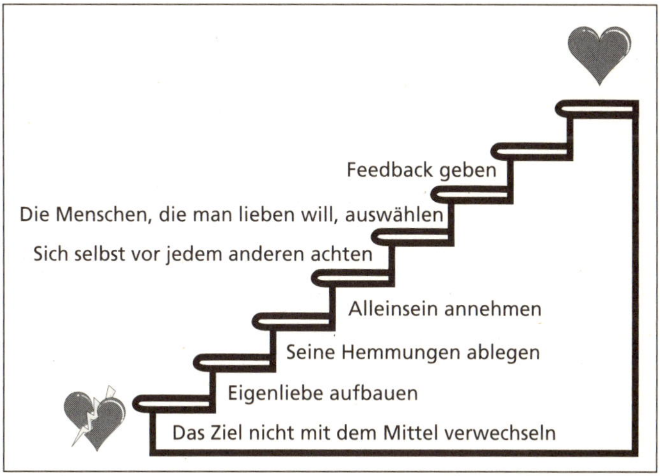

Um diese Stufe leichter hinaufsteigen zu können, ist es wünschenswert, folgendermaßen vorzugehen:

- Dem anderen ein gutes Beispiel sein, indem man selbst Feedback gibt.
- Dem anderen die positiven Auswirkungen des Feedback bewusst machen.
- Das Feedback zum wichtigsten Bestandteil unserer Kommunikation machen.

Das Feedback ist kein Heilmittel, das wir nur dann einsetzen sollten, wenn die Dinge schlecht laufen oder wenn wir mit jemandem eine Beziehung eingehen wollen. Es ist vielmehr eine Lebenseinstellung. Je mehr Feedback wir unseren Mitmenschen geben, desto besser werden unsere Beziehungen zu ihnen werden. Je mehr dies auch die anderen tun, desto besser wissen wir, woran wir sind. Damit können sich die Dinge nur zum Besseren wenden.

Den anderen dazu bringen, seine Hemmungen abzulegen

Es ist sehr schwierig, einen Menschen zu lieben, der sich nicht selbst liebt. Wenn er sich nicht selbst liebt, dann braucht er nämlich unsere Liebe zwangsläufig als Ausgleich für das, was ihm fehlt.

Er kann uns nicht wirklich lieben, weil er viel zu sehr damit beschäftigt ist, seine eigenen Bedürfnisse zu befriedigen. Deswegen wird er auf lange Sicht beginnen, uns zu beeinflussen und uns in unserer Freiheit einzuschränken. Zudem wird er sehr schnell auf unser eigenes Glück eifersüchtig werden. Wir werden für ihn zu einem Spiegel, und das, was er sieht, wird nicht sehr erfreulich sein. Dann hat er keine andere Wahl mehr: Entweder er muss sich ändern oder den Spiegel zerstören.

Man muss daher sicherstellen, dass der andere Mensch sich selbst genügend liebt. Dabei können wir ihm helfen.

Ein Mensch, der sich nicht selbst liebt, hat dieselben Probleme wie wir, wenn wir uns nicht selbst lieben. Seine Filter sind falsch, was bedeutet, dass sie es ihm nicht ermöglichen, sich selbst positiv zu sehen. Also wird er unsere Filter benutzen, um sich selbst wahrzunehmen, und – wie wir bereits festgestellt haben – wird uns automatisch beeinflussen, um unsere Wahrnehmung von ihm kontrollieren zu können.

Sowohl die Methoden, über die wir gesprochen haben, als auch all die Stufen, die wir bereits hinaufgestiegen sind, können auch dem anderen ausgezeichnet als Hilfsmittel dienen. Die beste Hilfe, sich selbst zu lieben, besteht darin, denselben Weg zu gehen wie wir.

Es gibt natürlich noch andere wirksame Methoden, Eigenliebe zu erlernen. Trotzdem ist es besser, wenn der andere genauso vorgeht wie wir selbst, denn auf diese Weise haben wir einen gemeinsamen Erfahrungshintergrund und können besser kommunizieren.

> Wir können dem geliebten Menschen helfen, Hemmungen abzubauen.

Gegenseitig Hemmungen ablegen

Das Ablegen von Hemmungen beginnt bei uns selbst, aber es bringt umso mehr, wenn noch ein anderer Mensch daran beteiligt ist. Denn so stärken wir unsere Eigenliebe und es hilft uns, den anderen mit einer intelligenten Liebe zu lieben, welche Leiden verhindert und gegenseitige Achtung einschließt. Folglich wird auch der andere seine Eigenliebe stärken und lernen, uns auf dieselbe Art zu lieben.

Man muss allerdings bestimmte Regeln einhalten, damit das gegenseitige Ablegen von Hemmungen auch wirkungsvoll ist und nicht in eine zu große Freizügigkeit ausartet:

- Beide Menschen sind gleichermaßen bereit dazu.

- Beide kennen genau den Unterschied zwischen Freizügigkeit und dem Ablegen von Hemmungen.
- Sie gehen behutsam, langsam und schrittweise vor.
- Keiner versucht den anderen zu bedrängen, schneller voranzugehen.
- Die beiden Menschen respektieren den Rhythmus des anderen.
- Die Gespräche sind offen, ruhig und verständnisvoll.
- Es wird nur gehandelt, wenn beide Menschen dazu bereit sind.

Wenn es uns gelingt, gegenseitig Hemmungen abzulegen, dann erreichen wir damit die letzte Stufe:

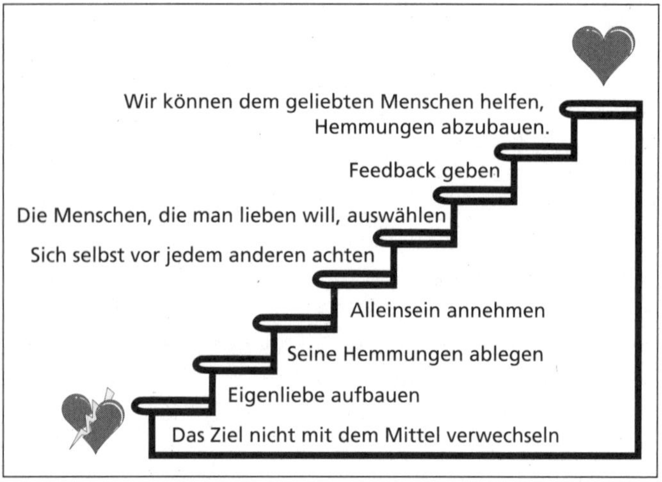

Übungen zum gegenseitigen Ablegen von Hemmungen

Wir haben in einem vorangegangenen Kapitel ein Übungsbeispiel für das Ablegen von Hemmungen kennen gelernt, das man alleine durchführen kann. Man kann diese Übung auch zu zweit machen, und zwar ohne Spiegel, weil der andere diesen ersetzt. Diese Übung sollte man allerdings nicht gleich am Anfang machen. Sie ist zwar sehr wirkungsvoll, wenn man sie zu zweit durchführt, aber sie setzt voraus, dass man bereits fähig ist, sich selbst zu lieben.

Um mit dem Ablegen von Hemmungen zu zweit zu beginnen, wählen wir eine ganz einfache Übung, nämlich das *Händereichen.*

Wir stellen uns dem Menschen gegenüber, den wir lieben und mit dem gemeinsam wir unsere Hemmungen ablegen wollen. Während wir entspannt stehen, heben wir beide die rechte Hand und legen vorsichtig unsere Handflächen gegeneinander.

Wir schauen einander tief in die Augen, ohne etwas zu sagen. Wenn nötig, bewegen wir die Lider und bleiben ruhig, wobei wir darauf achten, keine Gefühle von Freizügigkeit aufkommen zu lassen. Eine anhaltende Gelassenheit wird sich einstellen.

Liebe Leserinnen, viele von Ihnen werden denken, dass sich kein Mann bereit erklären wird, eine solche Übung mitzumachen. Täuschen Sie sich nicht. Verschiedene Männer, mit denen gemeinsam ich sie durchgeführt habe, waren gerne dazu bereit und haben mir anschließend erzählt, dass es sich um einen der schönsten Augenblicke in ihrem Leben handelte.

Es ist allerdings erforderlich, sich über die psychischen und emotionalen Voraussetzungen des anderen im Klaren zu sein. Das Ablegen von Hemmungen ist ein bewusster und freiwilliger Vorgang. Man kann niemanden dazu zwingen.

Bei dieser Übung muss man bewusst, konzentriert und ruhig bleiben. Während sie am Anfang nur wenige Minuten dauert, kann man sie später auf eine längere Zeitspanne ausdehnen.

Hier eine weitere Übung, die Sie zu zweit machen können. Diese Übung heißt: „*Warum ich dich liebe.*“ Sie besteht darin, dem anderen zu sagen, was uns an ihm interessiert, warum wir ihn liebenswert finden und welche Eigenschaften wir an ihm besonders mögen. Der Mensch, zu dem wir sprechen, darf nichts dazu sagen und er muss einfach lernen, das Gesagte und all das, was es für ihn bedeutet, anzunehmen. Anders ausgedrückt: Er wird mit seinen guten Eigenschaften konfrontiert und lernt so, sich selbst zu lieben.

Wenn wir fertig sind mit dem Sprechen, ist der andere an der Reihe, und wir müssen ihm in Ruhe zuhören. Diese Übung sollten wir ungefähr einmal pro Monat durchführen. Denn wenn wir sie zu oft in zu kurzen Abständen machen, werden wir am Ende nicht mehr wissen, was wir sagen sollen. Außerdem werden unsere Aussagen ein wenig an Wert und Wirkung verlieren.

Es gibt eine Unmenge von Übungen, die wir durchführen können, um uns gegenseitig von Hemmungen zu befreien. Eine Massage ist zum Beispiel eine weitere sehr gute Möglichkeit oder auch, sich gegenseitig nackt, ohne Spiegel, anzuschauen.

> Das Wichtigste beim Ablegen von Hemmungen ist, niemals Freizügigkeit aufkommen zu lassen.

Das gegenseitige Ablegen von Hemmungen führt immer zu einer Liebe ohne Leiden. Eine Liebe ohne Leiden führt immer zu einem glücklichen Leben.

Schluss

Laotse sagte: „Eine Begegnung ist immer der Beginn einer Trennung." Diese Weisheit hat auch zu Beginn des 21. Jahrhunderts nichts von ihrer Gültigkeit verloren. Ob es sich um den Tod, einen Umzug, eine Trennung oder eine Scheidung handelt – es läuft immer auf einen Abschied hinaus. Wir können diesen Einschnitt nicht verhindern. Wir können ihn nur zeitlich hinausschieben.

Zu lieben bedeutet nicht, sich nie zu trennen. Wir sollten nicht mit dem Ziel lieben, für immer zu besitzen. Wir wollen lieben, weil die Liebe es wert ist.

Das Leiden ist ein Bestandteil der Vorstellung, die sich die Menschen von der Liebe machen. Aber sie wissen eben nicht, was Liebe wirklich ist. Daher leiden sie.

Wir aber wissen jetzt, dass die Liebe Freiraum lässt, dass sie nicht hemmt, dass sie achtet und dass sie bei einem selbst beginnt.

Die Liebe ist keine Naturerscheinung. Wir finden sie in der Natur nicht so, wie wir sie im menschlichen Wesen finden. Natürlich gibt es scheinbare Anzeichen für Liebe, aber sie sind nur Illusionen.

Die Bärenmutter scheint ihre Jungen zu lieben, aber sie ist sich dessen nicht bewusst. Es ist keine Liebe, denn diese ist ein freiwilliger und bewusster Vorgang. Unbewusstes Lieben ist keine Liebe. Die Bärenjungen werden nämlich nur beschützt, solange sie den ausgewachsenen Bären nicht ins Gehege kommen. Sobald sie größer sind, werden sie von der Mutter mit Tatzenhieben verjagt.

In der Natur kommt es häufig vor, dass die Eltern ihre Jungen töten und manchmal sogar auffressen. Außerhalb der menschlichen Gattung gibt es keine intelligente Liebe. Selbst bei den Haustieren gibt es keine Liebe ohne Leiden. Diese Tiere, die im Kontakt mit dem Menschen eine Art Liebe erlernen, leiden letztlich daran, sich in ihre Besitzer „verliebt zu haben“.

Ich weiß aus eigener Erfahrung, dass wir immer lieben werden, ohne jemals wieder zu leiden, wenn wir die in diesem Buch beschriebenen Prinzipien wirklich beherzigen.

Aber dafür müssen wir uns auf den Weg machen und die Treppe der Liebe hinaufsteigen. Wir dürfen uns nicht mehr *ver*-lieben. Wir müssen beginnen, in die Liebe „hineinzuwachsen“.

Ich wünschen allen Leserinnen und Lesern viel Glück – und leben Sie den Rest Ihres Lebens mit Liebe!

Stichwortverzeichnis

A
Abhängigkeit 47, 76

D
Denkweise 58, 81

E
Eifersucht 12ff., 32ff.
Energie 65

F
Falle 125
Feedback 125ff.
Filter 80ff.
Freizügigkeit 52ff.

G
Gewalt 13

H
Hass 41f.
Hemmungen 50ff., 79ff., 90ff., 101

I
Ich, das eigene 83, 91
Innere, das 83
Intelligenz 45ff.
Interpretationsschemata 126ff.
Irrtümer 13, 112

K
Konsequenzen 77
Kreislauf 86

L
Lebensphilosophie 91
Leid 11ff., 36ff.
Liebe (-)
-sbeziehung 25, 38, 127
-Eigen- 62ff., 74ff.
–, Prozess der 54, 87
Liebkosen 37

M
Mittel 14ff.

N
Nutzen 123

R
Respekt 20, 43f.
Ressourcen, innere 91f.

S
Schlüsselelement 127
Selbstachtung 96ff.
Sentimental 45ff.
Sex 25f., 54f., 110, 115
Spiegeltechnik 84
Sprössling 47f., 105
Stolz 75
Struktur 76

T
Teufelskreis 86f.

U
Über(-)
-behütung 29
-heblichkeit 75
Übungen 84, 89, 131ff.
Umgangsweise 70

V
Vorstellungen, falsche 23

W
Wertschätzen 89

Z
Zaubermittel 96
Ziel 14ff.
Zuneigung 80, 110, 113ff.

Über die Autorin

Gloria Tate ist Psychologin in Quebec. Seit über 20 Jahren hält sie Workshops, Vorträge und gibt Einzelberatungen.